图解新编中医四大名著

主编 周重建 郭 号

伤寒论

SHANGHAN LUN

辨脉法 平脉法 伤寒例 辨痉、湿、暍脉证

辨太阳病脉证并治（上） 辨太阳病脉证并治（中） 辨太阳病脉证并治（下）

天津科学技术出版社

图书在版编目（CIP）数据

伤寒论 / 周重建，郭号主编 . -- 天津 ：天津科学
技术出版社，2021.9
（图解新编中医四大名著）
ISBN 978-7-5576-9614-6

Ⅰ．①伤… Ⅱ．①周… ②郭… Ⅲ．①《伤寒论》-
图解 Ⅳ．① R222.2-64

中国版本图书馆 CIP 数据核字（2021）第 157843 号

图解新编中医四大名著　伤寒论
TUJIE XINBIAN ZHONGYI SI DA MINGZHU SHANGHAN LUN
责任编辑：胡艳杰

出　　版：	天津出版传媒集团 天津科学技术出版社
地　　址：	天津市西康路 35 号
邮　　编：	300051
电　　话：	（022）23332695
网　　址：	www.tjkjcbs.com.cn
发　　行：	新华书店经销
印　　刷：	北京兰星球彩色印刷有限公司

开本 880×1230　1/32　印张 6　字数 300 000
2021 年 9 月第 1 版第 1 次印刷
定价：68.00 元

编委会名单

前言

豌豆

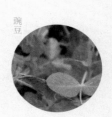

栀子

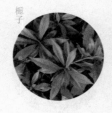

胖大海

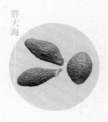

　　《伤寒论》是一部阐述外感及其杂病治疗规律的中医学巨著，为我国东汉时期著名医学家张仲景于公元200—205年所著，在中医药学术发展史上具有举足轻重的地位。张仲景原著题为《伤寒杂病论》，此书在流传的过程中，经过了后人不断的整理编纂。其中，外感热病内容被结集另外成书，取名为《伤寒论》；原著中的另一部分则主要论述内科杂病。

　　本书的著者张机（公元150—219年），字仲景，南阳郡涅阳（今河南南阳）人，一说为南阳涅阳（今湖北省枣县），或南阳蔡阳（今湖北枣阳）人，官至长沙太守，受业于同郡张伯祖。东汉末年，战乱频起，疫病流行，以伤寒最为严重，书中作者自序曰："余宗族素多，向余二百，建安纪年以来，犹未十稔，其死亡者三分有二，伤寒十居其七"，于是他"感往昔之沦丧，伤横夭之莫救，乃勤求古训，博采众方，撰用《素问》《九卷》《八十一难》《阴阳大论》《胎胪药录》，并平脉辨证，为《伤寒杂病论》合十六卷"。

书中揭示了寒邪外感疾病的发生、发展、预后及其证治规律，重点论述了人体由于感受风寒之邪而引起的一系列病理变化及进行辨证施治的方法。此外，作者将病症分为"六经"，即太阳、阳明、少阳、太阴、厥阴、少阴六种，发展并完善了六经辨证的理论体系，融理、法、方、药于一体，为中医辨证论治的诊疗方法奠定了基础，是中医临床医学的基础。

特别说明：为保持原著风貌，书中所有验方的剂量均维持原状、未作换算，读者朋友们在阅读和使用时，请咨询当地医师并在医师指导下使用！

《伤寒论》被奉为中医学之圭臬，一直指导着中医临床和学术的发展；书中所记载的方药，配伍严谨，为后世所效法，故被誉为"经方"。因此，本书是继承和发展中医学、学习中医者必读的古典医籍。此外，书中还添加了一些实用的养生知识、疾病的穴位疗法和食疗药膳，供大家参考。读者交流邮箱：228424497@qq.com。

编委会

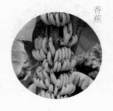

香蕉

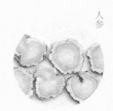

人参

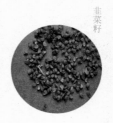

韭菜籽

图解新编中医四大名著 伤寒论

目录

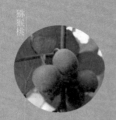

猕猴桃

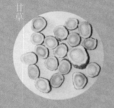

甘草

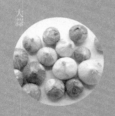

大蒜

辨脉法 ≡≡≡≡≡≡≡≡≡≡≡ 001

平脉法 ≡≡≡≡≡≡≡≡≡≡ 018

伤寒例 ≡≡≡≡≡≡≡≡≡≡ 049

辨痉、湿、暍脉证 ≡≡≡≡≡ 074

辨太阳病脉证并治（上）≡≡≡ 079

辨太阳病脉证并治（中）≡≡≡ 105

辨太阳病脉证并治（下）≡≡≡ 151

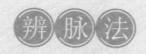

辨脉法

======本篇精华==================================

壹 阴脉和阳脉的区别。

贰 根据脉象辨明各种病症。

======原文➡️译文===================================

> 问曰：脉有阴阳，何谓也？答曰：凡脉大、浮、数、动、滑，此名阳也；脉沉、涩、弱、弦、微，此名阴也。凡阴病见阳脉者生，阳病见阴脉者死。

问：脉象有阴脉、阳脉之分，说的是什么意思呢？答：大体说来，凡脉象表现为大、浮、数、动、滑的，为有余之脉，属于阳脉；凡脉象表现为沉、涩、弱、弦、微的，为不足之脉，属于阴脉。凡阴性病症出现阳脉的，是正能胜邪，疾病可愈，预后良好；凡阳性病症出现阴脉的，是正不胜邪，多属危候。

> 问曰：脉有阳结①、阴结②者，何以别之？答曰：其脉浮而数③，能食，不大便者，此为实，名曰阳结也，期十七日当剧；其脉沉而迟④，不能食，身体重，大便反硬，名曰阴结也，期十四日当剧。

问：脉象有阳结、阴结，二者有什么区别呢？答：病人的脉象浮而快，能饮食而大便秘结的，名叫阳结，这是实证，预期到十七日的时候，病情可能会加重；病人的脉象沉而慢，不能饮食而身体重，大便反硬结不通，名叫阴结，预期到十四日的时候，病情可能会加重。

①阳结：燥热内结所致的大便秘结。

②阴结：阴寒凝结所致的大便秘结。

③浮而数：轻按即得为浮脉；一呼一吸之间，脉搏跳动六次以上的为数脉。

④沉而迟：重按即得为沉脉；一呼一吸之间，脉搏跳动低于四次的为迟脉。

======原文→译文 =============================

问曰：病有洒淅恶寒①，而复发热者何？答曰：阴脉不足，阳往从之，阳脉不足，阴往乘之。曰：何谓阳不足？答曰：假令寸口脉微，名曰阳不足，阴气上入阳中，则洒淅恶寒也。曰：何谓阴不足？答曰：尺脉弱，名曰阴不足，阳气下陷入阴中，则发热也。

问：有一种病人既有恶寒，又有发热的症状，这是什么原因呢？答：阴不足则阳气得以乘之，所以发热；阳不足则阴气得以乘之，所以恶寒。问：阳不足是什么意思？答：以脉为例，假如寸口脉微，就叫作阳不足，阳虚则阴气乘之，阴盛则寒，就出现如凉水洒在身上般的畏寒的症状。问：什么叫阴不足呢？答：尺部脉弱，就叫作阴不足，阴不足则阳气乘之，阳盛则热，所以就会发热。

======注释===

①洒淅恶寒：形容感到恶寒如冷水洒到身上。

======原文→译文 =============================

阳脉浮，阴脉弱者，则血虚，血虚则筋急也。其脉沉者，荣气①

微也；其脉浮，而汗出如流珠者，卫气②衰也。荣气微者，加烧针③则血流不行，更发热而躁烦也。

病人阳脉浮，阴脉弱的，是阳气浮于外，阴血虚于内。阴血亏虚不能濡养筋脉，故产生筋脉挛急。若病人脉沉的，是营气衰弱。若病人脉浮，且汗出如流珠的，是卫阳衰虚。营气衰弱的人，若再用烧针治疗，就导致身体血流不畅，产生发热和躁扰心烦的变证。

======注释======================================

①荣气：荣气即营气。血液循环功能。

②卫气：卫外的功能。

③烧针：温针、火针、燔针。针刺入穴，用艾绒缠绕针柄燃烧，使热气透入，叫作烧针。

======原文→译文 ==============================

脉蔼蔼①如车盖者，名曰阳结也。一云秋脉。
脉累累②如循长竿者，名曰阴结也。一云夏脉。
脉瞥瞥③如羹上肥④者，阳气微也。
脉萦萦⑤如蜘蛛丝者，阳气衰也。一云阴气。
脉绵绵⑥如泻漆之绝⑦者，亡其血也。

阳结证是因为阳气偏盛，所以脉象浮数，蔼蔼然好似车盖一样，也叫作秋脉。阴结证是因为阴气偏盛，所以脉象沉迟，累累然好似摸着长竹竿一样，也叫作夏脉。脉象虚浮好像肉汤上漂浮的油脂，这标志着阳气虚微；脉象微弱如同旋绕的蜘蛛丝一样，这标志着阳气衰竭，也叫作阴气。脉象绵软，前大后细，犹如倾倒油漆时，油漆将终了的样子，这是血液大虚的征象。

①蔼蔼：形容盛大。

②累累：形容强直而连连不断。

③瞥瞥：形容虚浮。

④羹上肥：肉汤上漂浮的油脂。

⑤萦萦：形容纤细。

⑥绵绵：形容连绵柔软。

⑦泻漆之绝：绝，落也。泻漆，谓漆汁下泻。泻漆之绝，形容脉象如倾泻漆时漆汁下落前大后小、连绵柔软。

=====原文➡译文 ==

脉来缓①，时一止复来者，名曰结。脉来数，时一止复来者，名曰促。脉阳盛则促，阴盛则结，此皆病脉。

脉搏跳动缓慢，时而停止一下又复跳的，叫作结脉。脉搏跳动急促，时而停止一下又复跳的，叫作促脉。脉促是阳盛所致，脉结是阴盛所致，二者均为有病的脉象。

=====注释==

①脉来缓：脉搏跳动缓慢。

=====原文➡译文 ==

脉浮而紧者，名曰弦①也。弦者，状如弓弦，按之不移也。

脉紧者，如转索无常也。

脉浮而紧张有力的，称作弦脉。之所以名弦，是因为它摸起来的样子就好像拉满的弓弦，按住后不会移动；如果按之其移动就像转动的绳索一样，那就不是弦脉而是紧脉了。

======注释================================

①弦：脉如弓弦之劲急端直。

======原文→译文 ========================

脉弦而大①，弦则为减，大则为芤②，减则为寒，芤则为虚，寒虚相搏，此名为革③，妇人则半产漏下，男子则亡血失精。

脉象弦而大，弦即为阳气衰减的征象；大而中取无力，实即芤脉。阳气衰减则生寒，脉芤是血虚的表现。弦芤并见，寒与虚在体内相互对抗，这就叫革脉。妇女如见此脉，多是流产或崩漏下血之后；男子如见此脉，多有失血或失精的疾患。

======注释================================

①大：脉形粗大。

②芤：重按时两边有脉搏而中取无力，状如葱管，叫作芤脉。

③革：脉浮而且大，举之劲急有力，按之不足，外坚而中空，状如鼓革。

辨脉法

壹 脉象与养生

脉象与体质有一定的对应关系。根据脉象的特征，可以判定人的体质，从而选择适合个人的养生方式。

第一，脉的强弱。

强弱指的是脉搏压力的大小。当将手指压在脉搏上时，脉搏反作用于手指，有力就称为强，无力则为弱。古人常以"有力"和"无力"来指脉象。关于脉象的强弱，清代著名医学家周学海曾解释道："强弱，以诊势之盛衰也。应指有力谓之强，无力谓之弱"。

脉的强弱是辨别疾病虚实的标准之一。三部脉内压力较大者，机体的气血充实且邪气有余，属于实证；三部脉内压力较小者，机体的气血亏虚，属于虚证。

从体质上来看，通常而言，体力劳动者多脉强；脑力劳动者多脉弱。脉象"强"，并且有热发散感的人属于阳热体质，平时的饮食应以清淡为主，避免进补高热量的食物；同时应当加强体育锻炼，以增加机体的能量消耗。脉象"弱"且有清冷感的人属于阳虚体质，平时应当进食温补的食品；同时应当注意静养，以减少能量的消耗。

第二，脉枯、涩、细、数。

脉枯指的是脉干枯的感觉，与血液内水分的含量有非常密切的关系。与之对应的中医理论有津液之说。通常而言，枯与津亏的联系较多。中医里的增液汤、左归丸等都与"枯"相对应。如果常见于左关或左尺局部有干瘪的感觉，同时伴有脉管整体变细的症状，就是人内外体液都缺失的表现。这种人通常体型偏瘦，不爱喝水，适合多进食润泽的食物。

人体中的津、气、血、精液都是相互转换的。当细胞中的水分减少，变得干瘪而呈现出"枯"象的时候，脉内容物之间的摩擦力就会变大；脉不流畅，便显示出"涩"的特征来，那种感觉就像是"如雨粘砂"。涩主病，可主有形的实邪，即血、湿、气、痰；也可主虚，主虚时为津亏。阴虚内热者的津亏，血液浓缩，运行不畅通，故而脉涩。如《医灯续焰》中所载："况体为阴液，多则滑利，少则枯涩，理势之必然者。"

在系统辨证脉学理论体系中，细指的是脉动的周向范围的大小，也就是手指感觉到的桡动脉的外径大小。脉细，多表示气血运行的收敛不舒。气血亏虚者的脉偏细。此外，脉细对于心理状态有较大的参考意义。典型的脉细表示患者的压力大，心胸不开阔。通常所说的思虑过度也会导致脉细的出现。

系统辨证脉学理论体系中的数和二十八脉中的数有较大的差异。数脉指的是脉率之快，《素问·脉要精微论》中提到"数则烦心"，其中的"数"不是指脉搏频率之快，而是指烦躁状态时脉搏搏动的谐振波频率与幅度的增加，从而导致脉搏出现动跃不稳的感觉，古人称其为"如数脉"。因此，数脉包括了双重含义：脉搏频率快和谐振波增加。从辨别疾病的寒热上来看，"数则腑病为热"，有力实火，无力虚火，浮数表热，沉数里热，细数阴虚。

综上所述，脉"枯""涩"且"细""数"者的体质为阴虚内热型，适宜进食黏稠润泽的食物，忌进食硬涩、干燥的食物。

====== 原文➡译文 ==================================

> 问曰：病有战而汗出，因得解者，何也？答曰：脉浮而紧，按之反芤，此为本虚，故当战而汗出也。其人本虚，是以发战，以脉浮，故当汗出而解也。若脉浮而数，按之不芤，此人本不虚，若欲自解，但汗出耳，不发战也。

> 问：有些病证先发寒战，继而汗出，病就随之而愈，这是什么道理？答：脉象浮而紧，当是兼有表证，但按之中空，这是正气本虚，是以汗出之前发生颤抖。脉浮是邪势向外，所以应当汗出而解。假使脉象浮而数，按之没有空之象，这样的患者，正气本来不虚，只要汗出，表邪自解，但出汗之前是不会发抖的。

> 问曰：病有不战而汗出解者，何也？答曰：脉大而浮数，故知不战汗出而解也。

问：也有的病人并没发寒战，病就自然随汗出而愈了，这又是什么道理呢？答：此类患者脉象粗大而轻浮又快，表明正气旺盛，足可驱邪，所以不发寒战就可汗出而愈。

> 问曰：伤寒三日，脉浮数而微，患者身凉和者，何也？答曰：此为欲解也，解以夜半①。脉浮而解者，濈然汗出也；脉数而解者，必能食也；脉微而解者，必大汗出也。

问：患伤寒三日的人，脉象轻浮、快速而微弱，不发热而身凉，这是什么原因呢？答：这是病即将痊愈的征兆，大概在半夜病就全解。若脉浮而病解的，为正气驱邪于外，故全身畅汗而病解；脉数而病解的，为胃气旺盛，病人应当能饮食；脉微而病解的，是病邪已衰，故一定会出大汗而病愈。

=======注释==

①**解以夜半**：病解的时候在半夜里，因半夜子时是阳生的时候。

========原文➡译文 ===================================

> 问曰：脉病①欲知愈未愈者，何以别之？答曰：寸口、关上、尺中三处，大小、浮沉、迟数同等，虽有寒热不解者，此脉阴阳为和平，虽剧当愈。

问：临床诊察疾病，要想预断它的预后如何，应当怎样鉴别呢？答：就脉象来说，如寸、关、尺三处的脉象大小、浮沉、迟数相等，虽然寒热的症状还没有解除，但这种脉象为阴阳和平的表现，由此可知，病虽严重，也是能够痊愈的。

①脉病：脉，诊察的意思。脉病，就是诊察疾病。

======原文➡️译文 ===

师曰：立夏脉洪大，是其本位，其人病身体苦疼重者，须发其汗。若明日身不疼不重者，不须发汗。若汗濈濈自出者，明日便解矣。何以言之，立夏脉洪大，是其时脉，故使然也。四时仿此。

老师说：病人在立夏出现洪大脉，为夏令本应见的脉象。此时，若病人出现身体疼痛重，必须用发汗法治疗。若第二日身体已经不疼、不重了，则无须再发汗了；若全身畅汗者，第二日病就会解除。这是什么道理呢？因为立夏时节见脉象洪大，是夏令本脉。脉能应时，表示正气充足，能够顺应时令变化，故知道病当痊愈。其他季节的脉象也可依此类推。

寸口脉，浮为在表，沉为在里，数为在府，迟为在脏。假令脉迟，此为在脏也。

寸口脉浮，为病在表；脉沉，为病在里；脉数，为病在腑；脉迟，为病在脏。若有迟脉出现，即病在脏。

跌阳脉①浮而涩，少阴脉如经②者，其病在脾，法当下利。何以知之？若脉浮大者，气实血虚也。今跌阳脉浮而涩，故知脾气不足，胃气虚也；以少阴脉弦而浮才见，此为调脉，故称如经也。若反滑而数者，故知当屎脓也。

跌阳脉浮而且涩，少阴脉如常的，这是病变在脾，照理应当会发生下利。怎么知道的呢？如果脉浮而大，则是气实血虚。现在跌阳脉并不浮大，却是浮涩而不畅，因而知道这是脾胃气虚。因为少阴脉弦又现浮象，乃调和无病之征，所以说少阴脉如常。如果反见脉滑而数，则为火热内伤经脉，将发生便下脓血。

===== 注释 =====

①趺阳脉：足背部的动脉，在第二、第三跖骨之间，相当于冲阳穴部位。

②少阴脉如经：经，正常也。少阴脉如经，指少阴脉如常，没有变化。

===== 原文→译文 =====

寸口脉浮而紧，浮则为风，紧则为寒，风则伤卫，寒则伤荣，荣卫俱病，骨节烦疼，当发其汗也。

寸口脉浮而紧，浮为风邪外受，紧为寒邪外束，浮紧并见，为风寒侵表之象。风邪会伤卫气，寒邪则伤营气。营气、卫气皆病，就会出现骨节疼痛之症，这是风寒袭表、经气不畅所致，所以应当采用发汗法治疗。

师曰：病人脉微而涩者，此为医所病也。大发其汗，又数大下之，其人亡血，病当恶寒，后乃发热，无休止时。夏月盛热，欲着复衣，冬月盛寒，欲裸其身。所以然者，阳微则恶寒，阴弱则发热，此医发其汗，使阳气微，又大下之，令阴气弱。五月之时，阳气在表，胃中虚冷，以阳气内微，不能胜冷，故欲着复衣。十一月之时，阳气在里，胃中烦热，以阴气内弱，不能胜热，故欲裸其身。又阴脉迟涩，故知亡血也。

老师说：病人脉微而涩的，为医生误治所造成的疾病。因误用峻汗药发汗，致阳气虚弱，又多次用峻泻药攻下，致阴液损伤，阴阳俱虚，故病人畏寒，接着又发热，并且发热畏寒没有休止。夏天天气炎热，却想多穿衣服；冬季天气寒冷，却想裸露身体。之所以这样，原因是阴阳俱损，阳气衰弱就畏寒，阴血不足就要发热。五月的天气正值盛夏，阳气趋表，胃中虚冷，是因为里阳微弱，不能胜阴寒，故想多穿衣服；十一月正值冬令，阳气内潜，胃中烦热，是因为阴气内弱，不能胜内热，所以意欲减衣裸体。此外，病人尺部脉迟涩，更是营血不足的有力证据。

> 脉浮而大，心下反硬，有热属脏①者，攻之②不令发汗，属府③者，不令溲数，溲数则大便硬。汗多则热愈，汗少则便难，脉迟尚未可攻。

脉象浮而且大，心下部反而硬满，如果属热结于里的，治疗时不可使用发汗的方法；如果属于热邪炽盛，不可使用利小便法，因为小便一多，大便就会燥硬。汗出较多则邪有出路，邪去则热退而病愈，反之汗出太少，则邪不得外泄，热邪伤津，也会导致大便困难。这时可酌用下法治疗，但是如见到迟脉，则不可使用攻下的方法。

======注释=================================

> ①**属脏**：病邪在里的意思。指出"属脏"就意味着病邪深入于里，并不是五脏真有病变。
>
> ②**攻之**：治疗的意思，不可一概认为攻下。"太阳篇"里有"攻表宜桂枝汤"，就是很好的注释。
>
> ③**属府**：邪热炽盛的意思。古人以大热属胃，不一定是肠有燥屎。张隐庵认为指膀胱水腑，似有悖原意嫌。

======原文➡译文 =================================

> 趺阳脉浮，浮则为虚，浮虚相搏，故令气饐，言胃气虚竭也。脉滑，则为哕①。此为医咎，责虚取实②。守空③迫血。脉浮，鼻中燥者，

必衄也。

趺阳脉浮，浮为虚，虚则胃中不和，胃虚气逆，所以发生气逆而噎塞的症状。如果脉象滑的，为胃虚寒饮内停之象，寒饮上逆，就会出现呃逆。这些均为医生误治之过，他们误用治实证的方法治疗虚证，对于空虚之证，反而使用攻逐实邪法来劫迫阴血，致使胃气虚竭。若脉浮而鼻中干燥的，鼻孔势必出血。

======注释==

①哕：有声无物曰哕，即"呃逆"。
②责虚取实：把虚证当作实证治疗。
③守空：荣在内为守。"守空"即内守的荣血空虚之意。

======延伸阅读==

流鼻血的穴位疗法

症状原因：通常情况下，鼻子受到打击会流血。另外，上火、感情变化、气候变化、环境变化和营养状态变化也会导致鼻出血，这种情形常见于一般年轻男女。女性在月经时期或妊娠期间，鼻子也有可能突然出血。

缓解方法：由上火、鼻腔干燥或其他原因刺激而引起的鼻出血，用穴位疗法止血效果很好。鼻出血时应安静地坐下或躺下，然后用脱脂棉塞住鼻孔，并用冷水浸过的毛巾冷敷鼻子，然后再慢慢地指压穴位。

主要穴位：脚后跟穴、肩井穴、巨髎穴、天柱穴、合谷穴、上星穴、神庭穴。

操作步骤：

脚后跟穴（踝关节及足跟骨之间的凹陷处）　找法：踝关节及足跟骨之间的凹陷处。刺激方法：鼻子出血时，马上用拇指和食指捏脚后跟，左鼻出血捏右脚脚后跟，右鼻出血捏左脚脚后跟，即止血。

肩井穴　找法：位于大椎与肩峰端连线的中点。刺激方法：用食指、拇指掐捏，挤压穴位中心，将肩部肌肉向上提起 3～5 秒钟，反复 3 回为 1 次，每次间歇 2 分钟，发作时连续做 3 次。

巨髎穴　找法：在瞳孔直下，鼻唇沟外侧，与鼻翼下缘相平。刺激方法：将双手食指指腹放于左右穴位，对称按揉 5 分钟，可有效止鼻出血。

天柱穴　找法：位于项部大筋（斜方肌）外缘之后发际凹陷中。刺激方法：双手拇指压迫头部后面的天柱穴，持续 3 分钟。

合谷穴　找法：手掌合拢时，大拇指与食指之间便会有一稍微隆起的

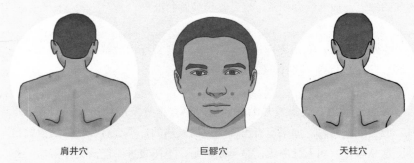

| 肩井穴 | 巨髎穴 | 天柱穴 |

部位，隆起部分的正中央，即是此穴。刺激方法：指压时应朝小指方向用力，而并非垂直手背直上直下的按压，这样才能更好地发挥此穴位的疗效。

上星穴　找法：在前发际线直上 1 寸处。刺激方法：用一手的拇指按压在穴位上，有酸胀感后向一个方向按揉 5 分钟。可以止血。

神庭穴　找法：在前发际线直上半寸处。刺激方法：用中指点压神庭穴，持续 3 分钟。按压时不要太用力，轻微按住就可以止住鼻子流血。

======原文➡译文 ==================================

诸脉浮数，当发热而洒淅恶寒。若有痛处，饮食如常者，蓄积有脓也。

凡是脉象浮数，应当有发热和像冷水喷洒一样的恶寒感。如果有局部

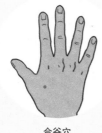
合谷穴

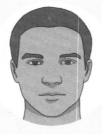
上星穴

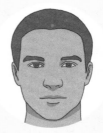
神庭穴

疼痛的地方，而且饮食如常，这是蓄积痈脓的征象。

> 脉浮而迟，面热赤而战惕①者，六七日当汗出而解；反发热者差迟②，迟为无阳，不能作汗，其身必痒也。

脉象浮而迟，脸上发热潮红，同时伴有全身发冷颤抖的，到六七日时，应当汗出而愈。如果没有出汗，反而发热的，那么就会延迟病愈的日期。这是因为，病人脉象迟，是里阳不足，里阳衰虚不能蒸化津液作汗外出，邪郁肌表而不得解，所以发热无汗必伴皮肤瘙痒，所以病愈的时间也就必然延长。

=======注释=================================

①战惕：震颤发抖。

②差迟：病愈的日期延迟。

=======原文➡译文 ===========================

> 脉阴阳俱紧者，口中气出，唇口干燥，踡卧①足冷，鼻中涕出，舌上胎滑②，勿妄治也。到七日以来，其人微发热，手足温者，此为

欲解。或到八日以上，反大发热者，此为难治。设使恶寒者，必欲呕也；腹内痛者，必欲利也。

脉寸部和尺部都呈紧象，同时出现鼻塞流涕、用口呼吸、唇口干燥、身体蜷曲而卧、足冷、舌苔滑等症状，为表里俱病，虚实混淆，既寒邪郁闭肌表，又阳虚里寒。此时，治当精思明辨，分清表里之偏重，妥善处置，切勿随意乱投药物。病至七日，若出现微发热而手足转温和的，即正复邪退、疾病向愈的佳兆；若病至八日以后，反而发大热的，为正衰邪盛、虚阳外越的征兆，这时病就比较难治了。假如病人畏寒发热、恶心欲呕，这是上焦寒气胜的缘故；假如病人腹痛、腹泻，这是下焦寒气胜的缘故。

====== 注释 ================================

① 蜷卧：眠卧时身体蜷曲不伸。

② 胎滑：苔滑，舌上有腻滑的白苔。

====== 原文→译文 ============================

脉浮而滑，浮为阳，滑为实，阳实相搏，其脉数疾，卫气失度①，浮滑之脉数疾，发热汗出者，此为不治。

脉象浮而滑，浮为病在阳，滑为邪气实，阳分邪实太过，脉象又会数急，这时卫气失去循行的常度，浮滑的脉变为数急，并且发热汗出，已成阴液外亡、孤阳独亢之势，这是不治的死证。

====== 注释 ================================

① 卫气失度：卫气失去循行的常度。

伤寒，咳逆上气①，其脉散②者死，谓其形损故也。

伤寒病，咳喘气逆，若见脉形散乱无根，以及大骨陷下等形损之症的，是元气将散、脏气将绝的征象，属于死证。

①**上气**：谓气壅于上，不得下行。

②**脉散**：举之浮散，按之即无，来去不明而散漫无根，所以叫作"散脉"。

流涕、鼻塞的穴位疗法

症状原因：感冒之所以会引起流鼻涕，是因为细菌和病毒引起鼻黏膜发炎，充血肿胀。感冒初期为清水样或者黏液样，后期可以出现脓涕。感冒后期多半会感到鼻塞，就是鼻子不通气。这是因为感冒时，鼻黏膜发炎、毛细血管扩张，使分泌物增多，气体出入因此遇到障碍，鼻子自然就不容易通气了。

缓解方法：穴位刺激法可以缓解感冒症状。

主要穴位：鼻通穴、鼻穿穴、迎香穴、印堂穴。

操作方法：

鼻通穴 找法：鼻头上端鼻骨两侧八字形纹开始处。左右各一。刺激方法：用中指指腹对该穴位缓慢进行3～5秒的垂直按压，进行3～7次，至症状缓解为止。

鼻穿穴 找法：从鼻子最低处（头侧）到鼻尖的二分之一处开始，两手指向左右下滑自然停止处为鼻穿穴。左右各一。刺激方法：用两手中指指腹对该穴位缓慢进行 3～5 秒的垂直按压，进行 3～7 次，至症状缓解为止。

迎香穴　找法：鼻翼两侧。刺激方法：将食指指尖置于迎香穴，做旋转揉搓。同时配合鼻吸口呼：吸气时向外、向上揉搓，呼气时向里、向下揉搓。连做 8 次，多可至 64 次，大体上可以使鼻子通畅。

印堂穴　找法：左右眉头间的中央。刺激方法：以中指指腹按在印堂穴上，往上推穴道似地稍稍用力，缓慢地往下压。如此反复施加刺激若干次，鼻塞症状就可以缓解至消失。

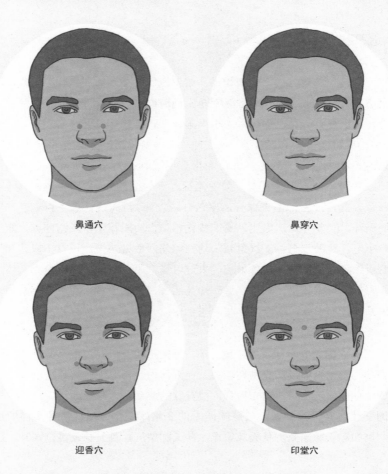

鼻通穴　　　　　　　　　　　鼻穿穴

迎香穴　　　　　　　　　　　印堂穴

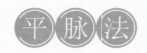

平脉法

======本篇精华================================

壹 寸部、关部和尺部脉象的特征。

贰 医师诊脉的要点。

======原文→译文================================

问曰：脉有三部，阴阳相乘，荣卫血气，在人体躬，呼吸出入，上下于中，因息游布①，津液流通，随时动作，效象形容②。春弦秋浮，冬沉夏洪，察色观脉，大小不同。一时之间，变无经常，尺寸参差③，或短或长，上下乖错，或存或亡，病辄改易，进退低昂④，心迷意惑，动失纪纲，愿为具陈，令得分明。师曰：子之所问，道之根源。脉有三部，尺寸及关，荣卫流行，不失衡铨⑤。肾沉心洪，肺浮肝弦，此自经常，不失铢分。出入升降，漏刻⑥周旋，水下百刻，一周循环，当复寸口，虚实见焉。变化相乘，阴阳相干，风则浮虚，寒则牢坚，沈潜水溶，支饮急弦，动则为痛，数则热烦，设有不应，知变所缘。三部不同，病各异端，大过可怪，不及亦然。邪不空见，终必有奸，审察表里，三焦别焉。知其所舍，消息诊看，料度腑脏，独见若神。为子条记，传与贤人。

问：人的脉象有寸、关、尺三部，是阴阳相互依存、维系的反映。脉的搏动与营卫气血及肺气密切相关。在人体内，营卫气血随呼吸出入、气息的活动而循环上下，散布周身，故有脉的跳动。人与天地相应，四时气候的变化势必影响到人，故脉随四季的变化而变化，呈现多种多样的形态。例如春天脉象弦，秋天脉象浮，冬天脉象沉，夏天脉象洪。同时，病人的脉象有大小的区别，即使在一段时间内，也往往变化不定。此外，尺部和寸部脉象可能参差不齐，或见短脉，或见长脉；上部和下部的脉象可以不一，有的有脉搏存在，有的感觉脉搏消失。而且，人自生下来，生病时脉搏就会发生变化，或见脉搏跳得快，或见脉搏跳得慢，或见脉浮，或见脉沉。这些都容易使人心迷意惑，动辄丢掉纲领，请老师详加陈述，以便我能清楚明白。

老师答：你所提到的，正是医道中的根本问题。脉有三部，就是寸、关、尺。营卫、气血的流行，如尺量长短，秤称轻重，准确无误。故肾脉沉，心脉洪，肺脉浮，肝脉弦，此为各脏正常的本脉，不会有丝毫差错。随呼吸出入，人体营卫之气流行，按漏刻时间循环周身。漏刻一日水下百刻，则循环一周。因此，按寸口之脉，即可察人体虚实，观病情的变化，明阴阳的偏盛偏衰。若感受风邪，则脉象浮虚，感受寒邪则脉象牢坚，沉伏之脉主水饮停蓄，急弦之脉是支饮为害，动脉主痛，数脉主热甚。若脉不相对应于病症，需了解其变化的根源。寸、关、尺三部的脉象不同，疾病也就相异。脉搏太过是病态，不及也是病态。总之，邪气不是空无所见的，如果穷究其源，必能找到病变之根本。因此必须审察病在表，还是在里，分辨在上焦、中焦，还是下焦，明确邪气所侵犯的部位，诊察推断脏腑的盛衰。若掌握了这些，就会有独到、高超的见解。为此，分条记述如下，以传给那些有知识的人。

======注释==================================

①**因息游布**：借气息活动，精华物质得到游行输布。

②**效象形容**：仿效物象描述脉的形状。

③**参差**：长短不齐。

④**进退低昂**：脉象有快慢高低之异。

⑤**衡铨**：古代量轻重的器具，这里喻作正常法度。

⑥**漏刻**：古代计时的水器，百刻为一昼夜，约合现代的二十四个小时。

> 师曰：呼吸者，脉之头也。初持脉，来①疾去②迟，此出疾入迟，名曰内虚外实也。初持脉，来迟去疾，此出③迟入④疾，名曰内实外虚也。

老师说：人之呼吸，是计算脉搏的标准。初按脉搏时，脉来得快去得慢，这是呼气时脉快而吸气时脉慢，叫作内虚外实。初按脉搏时，脉来得慢去得快，这是呼气时脉慢而吸气时脉快，叫作内实外虚。

======注释==============================

① — ④来、去、出、入：气之呼出者为来为出，气之吸入者为去为入。

> 问曰：上工望而知之，中工问而知之，下工①脉而知之，愿闻其说。师曰：病家人请云，病人苦发热，身体疼，病人自卧，师到诊其脉，沉而迟者，知其差也。何以知之？若表有病者，脉当浮大，今脉反沉迟，故知愈也。假令病人云腹中卒痛②，病人自坐，师到脉之，浮而大者，知其差也。何以知之？若里有病者，脉当沉而细，今脉浮大，故知愈也。

问：高明的医生，通过察言观色便能知道病情；一般的医生，通过问诊就能知道病情；水平低下的医生，通过诊脉才能知道病情。这是什么道理呢？请老师赐教。

老师答：若病人家属来请医生时说，病人发热厉害，身体疼痛，却能自然安睡。到病人家后诊病人的脉，期脉象为沉而迟，知道疾病将要痊愈。医生是根据什么做出判断的呢？病人发热、身体疼痛，是表证之见症，表证脉应浮大，现在脉反见沉迟，为表证而得里脉，由此可知邪气已衰，疾病将要痊愈。若病人说腹部突然疼痛，却能安然自坐，切其脉为浮大，也可知疾病将愈。医生又是根据什么知道的呢？这是因为，病人腹内疼痛，是病在里，里有病脉应当沉而细，现在脉浮大，是阴证而见阳脉，为正复邪退之兆，故得知疾病将愈。

①下工：工，是指医生；上、中、下，是指医生的水平有高低之分。

②卒痛：骤然发作的疼痛。

======原文→译文 ==============================

师曰：病人家来请云，病人发热烦极。明日师到，病人向壁卧，此热已去也。设令脉不和，处言①已愈。设令向壁卧，闻师到，不惊起而盻视②，若三言三止，脉之咽唾者，此诈病也。设令脉自和，处言此病大重，当须服吐下药，针灸数十百处乃愈。

老师说：病人家里人说，病人发热烦扰得很厉害。第二日医生到了病人家，看到病人面向墙壁而卧，这是热已退去。即使脉尚未和，也可以断言此病即将痊愈。假使病人向壁而卧，听说医生来到，并不惊慌起身，却以目怒视，几次欲说病情却又不说，给他诊脉时，吞咽唾沫的，这是假病。假使脉正常，可故意断言此病非常严重，必须服用大吐大下的药物，并针灸数十百处之多，才能痊愈。

======注释===

①处言：决断之意。处言，即断言。

②盻视：怒视。

师持脉，病人欠①者，无病也。脉之呻②者，病也。言迟③者，风也。摇头言者，里痛也。行迟者，表强也。坐而伏者，短气也。坐而下一脚者，腰痛也。里实护腹，如怀卵物者，心痛也。

医生给病人诊脉时，病人打呵欠的，无病。医生给病人诊脉时，病人呻吟的，有病。病人说话迟钝不灵活的，是风病；说话摇头的，是里有疼痛的病症；行动迟缓的，是筋脉强急的病变；俯伏而坐的，是短气；不能正坐的，是腰痛；双手护腹，似怀抱鸡蛋不肯放手，惧怕人触碰的，为脘腹疼痛。

======注释============================

①欠：呵欠。

②呻：呻吟，病人因痛苦而发出哼声。

③言迟：说话迟缓。

======原文➜译文 ============================

师曰：伏气①之病，以意候之，今月之内，欲有伏气。假令旧有伏气，当须脉之。若脉微弱者，当喉中痛，似伤，非喉痹②也。病人云：实咽中痛。虽尔，今复欲下利。

老师说：伏气的疾病，可以推理判断，这个月内，可能会发生伏气病。假如以往有邪气内伏，应当注意脉象的变化。如果脉象微弱，当伴有喉中疼痛，像受了伤一样，但不同于喉痹症。病人说确实是咽中痛，即便如此，此刻又要腹泻。

①伏气：病邪伏于体内，过时发病。

②喉痹：咽喉闭塞而痛。

======原文➡译文 =========================

问曰：人恐怖①者，其脉何状？师曰：脉形如循丝累累②然，其面白脱色也。

问：人在恐惧惊怕的时候，脉的形态怎样呢？老师答：脉形好像用手指按丝线，纤细而连贯，同时，病人的面部失色而显苍白。

======注释===========================

①恐怖：恐惧惊怕。

②累累：形容羸惫，这里是形容脉的细小无力。

======原文➡译文 =========================

问曰：人不饮，其脉何类？师曰：脉自涩，唇口干燥也。

问：人没有饮水，他的脉象怎样？老师答：脉象涩而不流利，并且唇口干燥。

问曰：人愧者，其脉何类？师曰：脉浮而面色乍白乍赤①。

问：人羞愧时，脉有什么样的表现呢？老师答：脉象浮，并见面色忽红忽白。

=======注释===

①乍白乍赤：一会儿白，一会儿红。

=======原文→译文 =======================================

> 　　问曰：《经》说脉有三菽^①、六菽重者，何谓也？师曰：脉，人以指按之，如三菽之重者，肺气也；如六菽之重者，心气也；如九菽之重者，脾气也；如十二菽之重者，肝气也；按之至骨者，肾气也。假令下利，寸口、关上、尺中悉不见脉，然尺中时一小见，脉再举头^②，肾气也，若见损脉^③来至，为难治。

　　问：《难经》上说，脉象有三菽重的、六菽重的，这是什么意思？老师答：诊察疾病时，医者以手按脉，用如三粒豆那样的重量轻按下去而切得的为肺脉，如六粒豆那样的重量而切得的为心脉，如九粒豆那样的重量而切得的为脾脉，如十二粒豆那样的重量重按而切得的为肝脉，按之至骨而切得的为肾脉。倘若腹泻，寸、关、尺三部的脉象都按不到，然而尺部脉间或轻微一见，随着呼吸再动而应指外鼓的，这是肾气尚未竭绝；如果出现损脉的话，那就难以治疗了。

=======注释===

①菽：豆的总称。"三菽""六菽"等是说手指切脉用力的轻重。
②脉再举头：脉搏随呼吸再动而应指外鼓。
③损脉：脉一呼一至，一吸一至，名为损脉。

　　　　　　　　　　　　　　图解新编中医四大名著 ≡ ≡ 伤寒论

问曰：脉有相乘①，有纵有横，有逆有顺，何谓也？师曰：水行乘火，金行乘木，名曰纵②；火行乘水，木行乘金，名曰横③；水行乘金，火行乘木，名曰逆④；金行乘水，木行乘火，名曰顺⑤也。

问：脉有互相乘侮，有纵克，有横克，有逆克，有顺克，这是什么意思呢？老师答：如水克火，金克木，克其所胜则放纵自如，所以叫作纵。火克水，木克金，反克己所不胜，则横行无忌，所以叫作横。水克金，火克木，子去克母，所以叫作逆。金克水，木克火，母来克子，所以叫作顺。

======注释====================================

①乘：互相过分制约和排斥。

②纵：纵任其气，乘其所胜。

③横：其气横逆，反乘其不胜。

④逆：子行乘母，以下犯上为悖逆。

⑤顺：母行乘子，以尊临卑为言顺。

======原文➡译文 =================================

问曰：脉有残贼①，何谓也？师曰：脉有弦、紧、浮、滑、沉、涩，此六脉名曰残贼，能为诸脉作病也。

问：脉象中有邪气伤人的病脉，是什么意思呢？老师答：脉象中有弦、紧、浮、滑、沉、涩，这六种脉象即邪气伤人所致的病脉，是各经脉受到邪气的侵害而致的病变。

==

①脉有残贼：残贼，伤害的意思。脉有残贼，指邪气伤害人体所致的病脉。

====原文→译文 ==

　　问曰：脉有灾怪，何谓也？师曰：假令人病，脉得太阳，与形证相应，因为作汤。比还送汤如食顷，病人乃大吐，若下利，腹中痛。师曰：我前来不见此证，今乃变异，是名灾怪①。又问曰：何缘作此吐利？答曰：或有旧时服药，今乃发作，故为灾怪耳。

　　问：脉有灾怪，这是什么意思？老师答：假如一个病人，脉象与证候都符合太阳病，因而给予治太阳病的汤药。回家后服汤药后大约一顿饭的时间，病人就出现大吐，或下利腹痛等症。医师说我先前来诊病时并无此症，现在忽然发生这样异常的变化，这就叫灾怪。又问：什么原因导致了现在的呕吐腹泻呢？老师回答说：或许在前些时候，病人曾经服过其他的药，而现在药发生了作用，所以会出现灾怪的情况。

====注释==

①灾怪：药证相符，服药反而病情加剧，是其灾可怪，因名灾怪。

====原文→译文 ==

　　问曰：东方肝脉，其形何似？师曰：肝者木也，名厥阴，其脉微弦濡弱而长，是肝脉也。肝病自得濡弱者愈也。假令得纯弦脉者死，何以知之？以其脉如弦直，此是肝脏伤，故知死也。

问：东方肝脉，它的表现怎么样？老师答：肝属木，又叫厥阴。假如其脉微弦濡弱而长，就是肝的平脉。若患肝病而见濡弱之脉，为疾病将愈之兆。若为单纯弦脉的，预后不良。为什么呢？因为其脉如弓弦一样直，这是肝脏损伤的表现，故可知预后不良。

======延伸阅读===

按摩中指可消除肝脏疾患

人手部的五指与器官相对应。中指对应的是肝脏和五官，反映的是循环系统、内分泌系统的疾病。按摩中指，可以消除肝脏的疾患，消除疲劳及五官不适，还可消除头晕等症状。按摩中指的方法如下。

（1）先按摩左手。右手的拇指和食指按压左手中指的两侧，感觉疼时再坚持 10 秒钟。

（2）右手的食指和拇指分别上下夹住左手的中指，用力按压，坚持 3 秒钟。

（3）换右手按摩，方法同上。

======原文➡译文 ==

南方心脉，其形何以？师曰：心者，火也，名少阴，其脉洪大而长，是心脉也。心病自得洪大者愈也。假令脉来微去大，故名反，病在里也；脉来头小本大①，故名覆，病在表也；上微头小②者，则汗出；下微本大③者，则为关格不通，不得尿。头无汗者可治，有汗者死。

南方心脉的形象怎样？老师说：心于五行属火，于六气属少阴，所以其脉洪大而长，这是心的平脉。若患心病而见到洪大的脉，疾病容易痊愈。假使脉来微去大，这是反常的现象，故名反，为病在里；若寸脉小，尺脉大，邪从里向表，故名覆，为病在表；如寸脉微小的，容易汗出；尺脉微大的，则为关格不通，不得小便。无头汗的，尚可医治；若有头汗，则多属不治。

======注释======================================

①头小本大：寸为头，尺为本；"头小本大"即寸脉小，尺脉大。

②上微头小：寸脉微小。

③下微本大：尺中微大。

======原文➔译文================================

> 西方肺脉，其形何似？师曰：肺者，金也，名太阴，其脉毛浮
> 也。肺病自得此脉，若得缓迟者皆愈；若得数者则剧。何以知之？数
> 者南方火，火克西方金，法当痈肿，为难治也。

西方肺脉的表现是怎样的呢？老师答：肺属金，又叫太阴，其脉如毛
之浮，是肺的平脉。若患肺病而见此脉，或见缓迟的，是疾病将愈。若有
数脉出现，则疾病即将恶化。为什么呢？脉数，主南方火邪盛，火克西方
金，就会形成痈肿，是难治之症。

> 问曰：二月得毛浮脉，何以处言至秋当死？师曰：二月之时，脉
> 当濡弱，反得毛浮者，故知至秋死。二月肝用事①，肝属木，脉应濡
> 弱，反得毛浮脉者，是肺脉也，肺属金，金来克木，故知至秋死。他
> 皆仿此。

问：二月得毛浮的脉象，为何预断说到秋天就会死呢？老师说：二月
时节脉应当濡弱，在却反而有毛浮脉，所以知道到秋天病人当死。二月是
肝当令的时候，肝属木，脉当软弱，现在反见毛浮的肺脉，肺于五行属
金，金能克木，所以预知其到秋天金旺时候就会死亡。其余各季脉象变
化，可以按照这个道理类推。

①**二月肝用事：**用事，就是当权执政，古人以五脏分属于四季，春季与肝相应，所以说二月肝用事。

==========原文➡译文 ==

师曰：脉肥人责①浮，瘦人责沉。肥人当沉，今反浮，瘦人当浮，今反沉，故责之。

老师说：给肥胖人诊脉，若脉浮，应当寻求致浮的原因；为瘦弱人诊脉，若脉沉，应当查找致沉的根源。因为肥胖人脉象本应当沉，现在反而见浮；瘦弱人脉象本应浮，现在反而见沉。两者皆为反常之脉，故应查找原因。

==========注释===

①**责：**求。

==========原文➡译文 ==

师曰：寸脉下不至关为阳绝，尺脉上不至关为阴绝，此皆不治，决死也。若计其余命生死之期，期以月节克之①也。

老师说：寸脉不下行至关，此为阳绝，尺脉不上行至关，此为阴绝，这都是疾病不治之候，决定了预后必死。假使要预计病人的生死日期，可按月令季节和疾病相克的道理去推测。

①月节克之：月令季节和疾病相克的时期。

===== 原文 → 译文 ====================================

> 师曰：脉患者不病，名曰行尸①，以无王气②，卒眩仆、不识人者，短命则死。人病脉不病，名曰内虚，以无谷神③，虽困无苦。

老师说：脉象有病而外形无病的，叫作行尸，是脏腑生气已竭的表现。若突然昏眩仆倒、不省人事的，则会夭折而亡。若外形病而脉象正常的，叫作内虚，这是因水谷之气缺乏而致，虽然身体困苦，但不会有大的危害。

①行尸：喻徒具形骸，虽生犹死。

②王气："王"读"旺"，指脏腑生长之旺气。

③谷神：水谷的精气。

===== 原文 → 译文 ====================================

> 问曰：翕奄沉①，名曰滑，何谓也？师曰：沉为纯阴，翕为正阳，阴阳和合，故令脉滑，关尺自平。阳明脉微沉，食饮自可；少阴脉微滑，滑者，紧之浮名也，此为阴实，其人必股内汗出，阴下湿也。

问：脉搏浮动，忽然而沉，名叫滑脉，这是什么意思？老师答：沉为少阴纯阴，翕为阳明正阳，浮沉起伏并见是阴阳和合之故，所以形成了圆转流利的滑脉，而关尺部自平。阳明脉微沉，则饮食尚可；少阴脉微滑，所谓滑，指紧而升浮之状，这是少阴邪实，病人必有大腿内侧出汗、阴部潮湿的现象。

======原文➔译文 =====================================

问曰：曾为人所难，紧脉从何而来？师曰：假令亡汗若吐，以肺里寒，故令脉紧也；假令咳者，坐饮冷水，故令脉紧也；假令下利，以胃虚冷，故令脉紧也。

问：我曾被人问难，怎样才会产生紧脉呢？老师答：若发汗太过，或者催吐，导致肺脏虚寒，可致紧脉；若咳嗽的人，因喝冷水，致寒饮内停，也能产生紧脉；若患虚寒腹泻，因胃中虚寒，同样可致紧脉。

寸口，卫气盛，名曰高①，荣气盛，名曰章②，高章相搏，名曰纲③。卫气弱，名曰慄④，荣气弱，名曰卑⑤，慄卑相搏，名曰损⑥。卫气和，名曰缓⑦，荣气和，名曰迟⑧，缓迟相搏，名曰沉⑨。

诊寸口脉，卫气盛实的，叫作高；荣气盛实的，叫作章；高和章相互合聚，叫作纲。卫气虚弱的，叫作慄；荣气虚弱的，叫作卑；慄和卑相互合聚，叫作损。卫气和的，叫作缓；荣气和的，叫作迟；缓与迟相互合聚，叫作沉。

①高：脉气浮盛。

②章：脉形充实。

③纲：经脉满急强盛。

④惵：恐惧怯弱。

⑤卑：低下的意思。

⑥损：气血减损。

⑦缓：徐缓柔和。

⑧迟：从容舒迟。

⑨沉：元气密固。

======原文➡译文==================================

寸口脉缓而迟，缓则阳气长，其色鲜，其颜光，其声商①，毛发长；迟则阴气盛，骨髓生，血满，肌肉紧薄鲜硬。阴阳相抱，荣卫俱行，刚柔相得，名曰强也。

寸口脉缓而迟，缓脉是卫气调和之象，卫气充盛于外，所以人皮肤鲜丽，脸上有光泽，声音清晰高亢，毛发生长旺盛；迟脉为营卫调和之象，营血盛于内，所以人骨髓生长，血脉充盛，肌肉丰腴结实。阴阳相互促进，营卫之气流通，刚柔相济，故身体强壮无病。

======注释==================================

①商：为宫、商、角、徵、羽五音之一，特点是其声清越。

　　跌阳脉滑而紧，滑者胃气实，紧者脾气强，持实击强，痛还自伤，以手把刃，坐作疮也。

　　跌阳脉滑而紧，滑是饮食在胃而谷气实，紧是停食不化而脾气强。胃实与脾强相搏击，反而自相伤害，这好比自己用手握持刀刃，因而造成创伤。

　　寸口脉浮而大，浮为虚，大为实，在尺为关，在寸为格。关则不得小便，格则吐逆。

　　寸口脉浮而大，浮主正气虚，大主邪气实。浮大脉见于尺部的，是正虚于下，邪气关闭下焦，而致小便不通，即"关"；浮大脉见于寸部的，是正虚于上，邪气格拒上焦，故吐逆，为"格"。

　　跌阳脉伏而涩，伏则吐逆，水谷不化，涩则食不得入，名曰关格。

　　跌阳脉伏而兼涩，伏则呕吐上逆，水谷不能消化，涩则饮食不得入口，这也叫作关格。

治疗呕吐的偏方

和降止呕方

原料　半夏、黄芩、党参、藿香、厚朴、炙甘草各10克，干姜6克，生姜3克。

制法　水煎取药汁。

用法　口服，每日1剂。

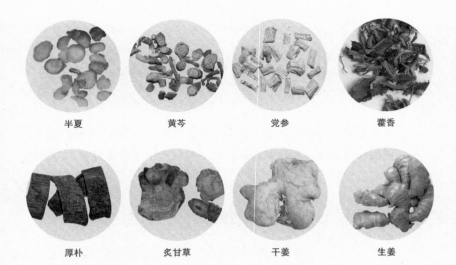

半夏　　　黄芩　　　党参　　　藿香

厚朴　　　炙甘草　　　干姜　　　生姜

功效　和胃止呕。
适用　呕吐伴头晕、胸闷。

生姜汁

原料　生姜适量。
制法　将生姜捣汁。
用法　以开水冲服姜汁。
功效　和胃止呕。
适用　呕吐反胃。

蜂蜜姜汁

原料　鲜姜适量，蜂蜜2汤匙。
制法　鲜姜捣汁1汤匙，与蜂蜜混合，加水1汤匙，放入锅中蒸热，即可。
用法　待药汁温度适宜时顿服。
功效　和胃止呕。
适用　反胃呕吐。

丁夏汤

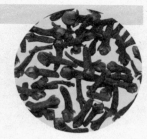

原料 丁香、半夏各9克，生姜少许。

制法 上药加水同煎，取汁。

用法 饮汤，温服。

功效 温中降逆。

适用 呃逆呕吐，脾胃虚寒。

丁香

半夏胡椒丸

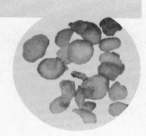

原料 半夏（汤洗数次）、胡椒各等份，姜汁适量。

制法 半夏、胡椒共研细末，姜汁为丸，如梧桐子大。

用法 每服3～5丸，姜汤送服。

功效 止呕和胃。

适用 反胃呕吐，不思饮食。

半夏

======== 原文 → 译文 ========

> 脉浮而大，浮为风虚，大为气强，风气相搏，必成隐疹，身体为痒。痒者名泄风①，久久为痂癞②。

脉象浮而大，浮是感受风邪，大是邪气盛。风邪与正气相互搏结，轻的风邪犯肌表而使皮肤出疹，身体瘙痒，名叫泄风；重的风邪久羁不去，就使皮肤溃烂结痂。

======== 注释 ========

①泄风：风邪外泄。

②痂癞：皮肤溃烂结痂。

> 寸口脉弱而迟，弱者卫气微，迟者荣中寒。荣为血，血寒则发热；卫为气，气微者心内饥，饥而虚满，不能食也。

寸口的脉弱而迟，弱代表卫气不足，迟代表荣中有寒。荣就是血，血受寒邪则发热；卫是阳气，阳气微人就感觉饥饿，然而虽觉饥饿，又因虚满而无法进食。

> 趺阳脉大而紧者，当即下利，为难治。

趺阳脉大而紧，脉大为虚，紧为寒盛，正虚而阴寒邪甚，应当见腹泻等症，较难治疗。

> 寸口脉弱而缓，弱者阳气不足，缓者胃气有余，噫而吞酸，食卒不下，气填于膈上也。

寸口的脉弱而缓，弱是胃中阳气不足，缓是胃中谷气有余，噫气吞酸，饮食不下，这是气滞不化，填塞于膈上的缘故。

> 趺阳脉紧而浮，浮为气，紧为寒，浮为腹满，紧为绞痛，浮紧相搏，肠鸣而转，转即气动，膈气乃下。少阴脉不出，其阴肿大而虚也。

趺阳脉浮而紧，浮为气虚，紧为寒甚，气虚则腹部胀满，寒甚则腹中绞痛。气虚寒甚相合，则出现肠鸣，腹中气机转动，气机一转动则胸膈壅滞之气得以下行。若少阴脉不现的，是虚寒之气结于下焦，可致外阴部肿大且疼痛。

> 寸口脉微而涩，微者卫气不行，涩者荣气不逮，荣卫不能相将，三焦无所仰①，身体痹不仁②。荣气不足，则烦疼口难言；卫气虚者，

则恶寒数欠。三焦不归其部，上焦不归者，噫而酢吞③；中焦不归者，不能消谷引食；下焦不归者，则遗溲。

寸口的脉微而且涩，微是卫气衰而不行，涩是荣气弱而不及，荣卫不能相互资助，三焦就失去依靠，于是身体麻痹，不知痛痒。荣气不足，则身体烦疼，口难言语；卫气虚弱，则洒淅恶寒，频频呵欠。三焦不能各司其职，上焦失职，噫气而吞酸；中焦失职，不能消谷，不思进食；下焦失职，则二便失禁。

======注释=====================================

①三焦无所仰：仰，恃也。三焦无所仰，是说三焦失去依靠。

②不仁：失去感觉，不知痛痒。

③噫而酢吞："酢"古与"醋"通用，即噫气而醋心吞酸。

======原文→译文 =============================

跌阳脉沉而数，沉为实，数消谷，紧者病难治。

跌阳脉沉而数，沉主邪实于里，数主热，热能消化水谷，较易治疗。若脉不沉数而沉紧，为里寒甚，属难治之病。

寸口脉微而涩，微者卫气衰，涩者荣气不足，卫气衰，面色黄，荣气不足，面色青。荣为根，卫为叶，荣卫俱微，则根叶枯槁，而寒栗咳逆，唾腥吐涎沫也。

寸口脉微而且涩，微是卫气衰弱，涩是荣血不足；卫气衰弱，则面色萎黄，荣血不足，则面部色青。荣好比根本，卫好比枝叶，今荣卫俱衰微，则无论根本枝叶皆已枯萎，因而有身体寒栗、咳嗽气逆、痰唾腥臭和吐涎沫的症状。

> 趺阳脉浮而芤，浮者卫气虚，芤者荣气伤，其身体瘦，肌肉甲错[1]。浮芤相搏，宗气[2]微衰，四属[3]断绝。

趺阳脉浮而芤，浮主卫气虚，芤主营气伤，营卫之气衰微，不能充养形体，故皮肤粗糙，身体消瘦，皮肤干燥甚至呈鳞甲之状。浮与芤互相对抗，就使水谷之气衰微，造成人四肢断绝。

===== 注释 ==

①肌肉甲错：皮肤干燥皲裂如鳞状，摸之碍手而不润泽。

②宗气：水谷之气，外达四肢，上聚于胸，名叫宗气。

③四属：四肢，也有的人认为是皮、肉、脂、髓。

===== 原文→译文 ==================================

> 寸口脉微而缓，微者卫气疏，疏则其肤空；缓者胃气实，实则谷消而水化也。谷入于胃，脉道乃行，水入于经，其血乃成。荣盛则其肤必疏，三焦绝经，名曰血崩。

寸口脉微而且缓，微是卫气不能固护，则腠理空虚；缓是胃气有余，胃气有余则饮食消化如常。食物得胃气的消化，才有脉道的运行，津液输送到经脉，才有荣血的形成。荣盛不与卫和，则卫虚不固，所以腠理疏空，三焦丧失正常功能，就会导致下血如崩。

> 趺阳脉微而紧，紧则为寒，微则为虚，微紧相搏，则为短气。

趺阳脉微而紧，紧为里寒，微为气虚。微紧相合，为脾胃虚寒、中气不足，故出现短气。

> 少阴脉弱而涩，弱者微烦，涩者厥逆①。

少阴脉弱而涩，弱则心中微烦，涩则手足逆冷。

====== 注释 ==

①厥逆：四肢厥冷不温。

====== 原文→译文 ===

> 趺阳脉不出，脾不上下①，身冷肤硬。

趺阳脉隐伏不显，主脾阳衰微。脾虚不能运化，水谷精微不能营养周身上下，故身体冷而皮肤硬。

====== 注释 ==

①脾不上下：脾虚失运，不能升清降浊。

====== 原文→译文 ===

> 少阴脉不至，肾气微，少精血，奔气促迫，上入胸膈，宗气反聚，血结心下。阳气退下，热归阴股，与阴相动，令身不仁，此为尸厥①，当刺期门、巨阙。

少阴脉按不到，是肾气微弱，精血不足，气上奔而促迫于胸膈，以致宗气反聚而血结于心下。气下陷而阳热趋于阴部和大腿内侧,与阴气相搏动,致身体失去知觉,这就形成尸厥。治疗当用针法急救,可刺期门穴、巨阙穴。

①**尸厥**:肢体厥冷,无知无觉,状若死尸,名曰尸厥。

======原文➡译文 ================================

寸口脉微,尺脉紧,其人虚损多汗,知阴常在,绝不见阳也。

寸口部脉微,尺部脉紧,微为阳气衰微,紧是阴寒内盛。阴邪常盛而阳衰,故病人虚弱多汗。

寸口诸微亡阳,诸濡亡血,诸弱发热,诸紧为寒,诸乘寒者则为厥,郁冒不仁①,以胃无谷气,脾涩不通,口急不能言,战而栗也。

寸口部凡是脉微的为阳虚,凡是脉濡的为血虚,凡是脉弱的多伴有发热,凡是脉紧的为寒邪。大凡阳虚血少的人,受到寒邪侵袭,就会发生厥逆,突然昏迷而失去知觉。这是因为胃阳素虚,缺乏谷气,脾的运化功能滞涩不畅,因而口紧急不能言语,怕冷而战栗。

①**郁冒不仁**:昏迷失去知觉。

图解新编中医四大名著 ≡ ≡ 伤寒论

问曰：濡弱何以反适十一头①？师曰：五脏六腑相乘，故令十一。

问：濡弱脉为什么适宜于十一脏呢？老师答：濡弱是胃气调和之脉，五脏六腑相生相克，皆赖胃气以滋生，所以濡弱脉对十一脏都适宜。

①十一头：十一种。

问曰：何以知乘腑？何以知乘脏？师曰：诸阳浮数为乘腑，诸阴迟涩为乘脏也。

问：怎样才能知道病已入腑呢？又根据什么知道病入于脏呢？老师答：凡见阳脉如果浮或数的，是病入于腑；凡见阴脉如果迟或涩的，是病入于脏。

四季脉象与养生

自然界的四季交替，有阴阳盛衰的变化，反映在人体的脉象上，即随着季节的变化，人的脉象相应地发生变化，表现出"春弦、夏洪、秋毛、冬石"的特点。正如《素问·脉要精微论》中所记载的："万物之外，六合之内，天地之变，阴阳之应，彼春之暖，为夏之暑，彼秋之忿，为冬之怒，四变之动，脉与之上下；以春应中规，夏应中矩，秋应中伤，冬应中权。是故冬至四十五日，阳气微上，阴气微下；夏至四十五日，阴气微上，阳气微下。阴阳有时，与脉为期。"由此可见，脉象的变化，是人体适应自然界阴阳消长的一种周期性变化。其原因在于四季正常脉象的形成与四季的气候变化是相一致的。

春季脉象及养生要点

早春，天气由寒转暖，阳气稍长而阴气渐消，这是基本规律，但阳气的增长并不是沿直线上升的，阴气的衰退也不是沿直线下降的，而是乍暖还寒、时热时冷的迂回式递增递减。人体的血脉应阳气渐长之热而上浮，但渐退未尽的阴寒之气却又令其内敛不散，阴阳二气相搏，从而使春脉呈现出浮滑而微弦之态，其浮滑为阳动的特征，其微弦则为阴敛的表象，即"春日浮，如鱼之游在波"（《素问·脉要精微论》）。《素问·玉机真藏论》谓之曰："春脉者，肝也，东方木也，万物之所以始生也，故其气来，软弱轻虚而滑，端直以长，故曰弦。反此者病。"

春季是万物生发的季节，阳气生发，有利于人体精气津血的生化。因此，春季养生应注意养阳。饮食上宜选用辛甘微温之品。辛甘发散以助阳气生发，温食以护其阳。中医所说的甘味食物，不仅指食物的口感甜，更重要的是要有补益脾胃的作用。

在这些食物中，首推大枣和山药。现代医学研究表明，经常吃山药和大枣，可以提高人体免疫力。其他适宜春季的食物还包括以下种类：①春笋，除了富含蛋白质外，还含有丰富的矿物质，如钙、磷、铁和多种维生素，鲜食尤佳。②豌豆苗，时令性蔬菜，对高血压、糖尿病患者来说，榨取鲜汁饮用，最为适宜。③韭菜，温中行气，温肾暖阳，对腰膝酸软、阳痿、遗精都有较好的功效；以初春早韭和即将下市的韭菜最好。④香椿叶，具有消风、解毒、健胃理气之功，春令时菜，食其嫩叶，入馔甚香，常作凉拌豆腐、炒鸡蛋食用；不过，香椿叶是发物，有宿疾者勿食。

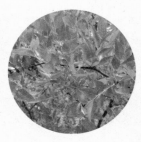
大枣

此外，春季要注意少吃酸性的食物。唐代医家孙思邈说："春七十二日，省酸增甘，以养脾气。"意为春季肝旺之时，要少食酸性食物，否则会肝火更旺，伤及脾胃。中医认为，春季与五脏中的肝脏相对应，很容易发生肝气过旺，对脾胃产生不良影响，妨碍食物的正常消化吸收。甘味食物能滋补脾胃，而酸味入肝，其性收敛，多吃不利于春天阳气的生发和肝气的疏泄，还会使本来就偏旺的肝气更旺，对脾胃造成更大的伤害。春季还应少食或忌食辛辣及发散的食物，否则毛孔就会更加张开，使春寒伤害人体。据古书《心镜》记载："是月节五辛，以避厉气，五辛，葱、蒜、韭、薤、姜是也。""是月"指的是三月。金代名医李东垣认为春季不能多食用辛辣的食物，他解释道："蒜、韭、姜、醋、大料之类，皆大力发散之品，都易耗伤，不宜多服、久服。"

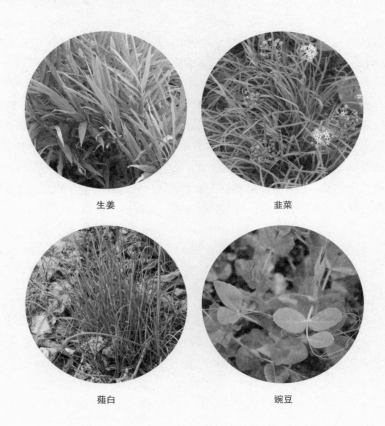

生姜　　　　　　　　　　　　　　　韭菜

薤白　　　　　　　　　　　　　　　豌豆

夏季脉象及养生要点

夏季，天气变得炎热，人体肌肤血管舒张，脉象表现为上浮而大。用手按之，稍减不空，其搏动起落较大，来去犹如波澜之状，据《素问·脉要精微论》记载："夏日在肤，泛泛乎万物有余"。《素问·玉机真藏论》说："夏脉者，心也，南方火也，万物之所以盛长也。故其气来盛去衰，故曰钩，反此者病。"

夏季是人体消耗最大的季节，但人们通常会食欲降低，限制了营养素的正常摄取，因此在夏季选择适合的饮食非常重要。夏季首先要补充足够的蛋白质。这是因为在高温条件下，人体组织蛋白分解增加，尿中肌和汗氮排出增多，从而引起负氮平衡。因此，这时蛋白质的摄取量应在平常的基础上增加10%～15%，每天的供给量应达100克左右，并注意补充赖氨酸。其次要补充维生素。这是因为热环境下维生素代谢加快，此外，汗液排出的水溶性维生素增多，尤其是维生素C，汗液中还有维生素 B_1 及维生素 B_2。因此，在夏天，人体对维生素的需求量比普通标准要高一倍或一倍以上。再次要补充水和无机盐。当机体大量出汗或温度过高时，不但体内水分不足，还会流失大量的钠、钾，而缺钠和缺钾可引起口渴、乏力、恶心、中暑、昏迷等问题，所以要补充水分和无机盐。水分的补充最好是少量、多次，这样可使机体排汗减慢，减少人体的水分蒸发量。夏天在主食的选择上，应选择绿豆、赤豆、小米等各种主食，还要适当食用粗粮和豆制品。此外，需要注意的是，夏季要少吃热性的食物，如羊肉、狗肉等。切忌因贪凉而暴吃冷饮，以免引起疾病，使人胃胀难受以及腹痛、腹泻。

秋季脉象及养生要点

入秋之后，阳气渐消而阴气渐长，气温虽已下降，但又有暑气尚存，余热未消，二气相搏，化湿为燥。天气以复，阳消阴长，从而使人体的气血内敛，地气以明，暑热未尽，又致气血敛而不下，正如《素问·脉要精微论》中所云："秋日下肤，蛰虫将去"。与夏脉相比，秋脉之势已稍下，且渐而下沉。《素问·玉机真藏论》谓之曰："秋脉者，肺也，西方金也，万物之所以收成也，故其气来，轻虚以浮，来急去散，故曰浮，反此者病。"来急去散，如微风吹拂禽鸟之羽，轻浮而滑利，故《素问·平人气象论》

图解新编中医四大名著 伤寒论

中记载："秋胃微毛"。

秋季是指从立秋至立冬的三个月，是寒暑交替的季节，气候干燥，冷暖多变，故秋季养生保健必须遵循"养收"的原则。其中饮食保健当以润燥益气为中心，以健脾、补肝、清肺为主要内容，以清润甘酸为大法，寒凉调配为主要。秋季应以养人体阴气为本，饮食以滋阴润肺、回收阳气为主，即平稳地完成夏冬两季热、冷的交替。多食性温之食，少食寒凉之物，以巩固摄入体内的正气。

秋季宜少食辛味，多食酸味，即减少食用辛辣口味的食物，如葱、姜、蒜、韭菜等；多食用口味酸涩的水果、蔬菜。秋季主食宜选用高粱、小米、马铃薯、玉米、甘薯、荞麦、大米、小麦、糯米等，可用大米、小麦、糯米等与坚果类、粗粮类搭配食用，以粥食为主。肉类除一般的家禽、家畜肉外，还可选用鸽肉、雀肉、驴肉等。蔬菜以芦笋、苋菜、慈姑、水芹、白木耳、黄豆芽、包心菜等为佳。果品宜选用梅子、秋梨、杨梅、杏、南瓜子、枇杷、山楂等。

秋季雨少天干，空气缺乏水分的滋润，人易出现鼻咽干燥、声音嘶哑、干咳少痰、口渴便秘等一系列燥症，俗称"秋燥症"。秋燥不仅使人感觉不舒服，还会诱发许多感染性疾病，如感冒、鼻炎等。因此，秋天必须养阴防燥，在饮食上宜常喝开水和菜汤，多吃些生梨、葡萄、香蕉、银耳、青菜等滋阴润肺的食品，少吃辣椒、葱、姜、蒜等辛辣燥烈之物。

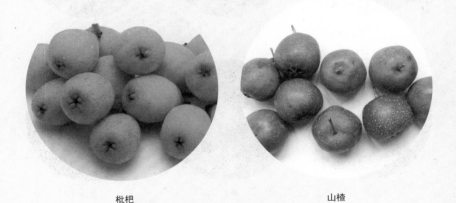

枇杷　　　　　　　　　　　　　　　　山楂

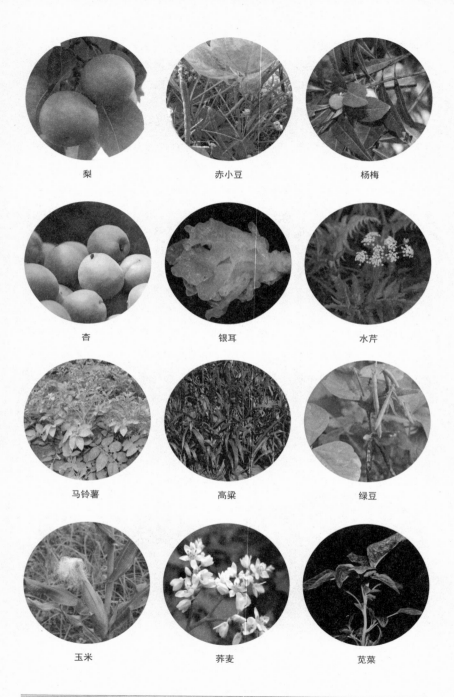

梨　　　　　　　赤小豆　　　　　　杨梅

杏　　　　　　　银耳　　　　　　　水芹

马铃薯　　　　　　高粱　　　　　　　绿豆

玉米　　　　　　　荞麦　　　　　　　苋菜

严冬天寒地冻，阳伏阴盛，为了减少体温的耗散，人体肌肤血脉紧缩，因而脉象渐沉，轻取不应，重按始得，犹如蛰虫潜居于地下越冬一般。但冬脉之沉，必包含滑匀有力，并非沉状不显，其动从容和缓，悠然自得，正如《素问·脉要精微论》中所说："冬日在骨，蛰虫固密，君子居室"。《素问·玉机真藏论》中所谓："冬脉者，肾也，北方水也，万物之所以合藏也，故其气来沉而转，故曰营，反此者病。"沉而转者，犹如投石入水，轻取不应，重按显然，如《素问·平人气象论》云："冬胃微石"。

这是一年中最寒冷的季节，万物凋零，所以养生的重要原则是"养肾防寒"。肾是人体生命的原动力，肾气旺，生命力强，机体才能适应严冬的变化。而保证肾气旺的关键就是防止严寒气候侵袭身体。因此，饮食应以滋阴潜阳、增加热量为主。

冬季饮食的重点是要增加热量。增加热量可选用脂肪含量较高的食物。维生素的供给，应特别注意增加维生素C。可多食萝卜、胡萝卜、土豆、菠菜等蔬菜，以及柑橘、苹果、香蕉等水果，同时增加动物肝、瘦肉、鲜鱼、蛋类、豆类等的摄入，以保证身体对维生素的需求得到满足。冬季主食方面可选择大麦、小麦、糯米、粳米、黑米、燕麦、薏米、玉米、黑豆、红薯、赤小豆、大豆及其制品。肉蛋水产品方面可选用牛肉、羊肉、狗肉、鸡肉、动物肝脏、禽畜血、鲤鱼、鲫鱼、乌鱼、鳝鱼、虾、牡蛎、蛋类、奶及其制品等。蔬菜除上述所说，还可选择韭菜、油菜、木耳、白菜、生姜、大蒜、山药、口蘑、香菇等。水果还宜食用枣、桂圆、橙子、山楂、猕猴桃、木瓜等。另外，还可多食用核桃、芝麻、花生、栗子、枸杞、莲子等。

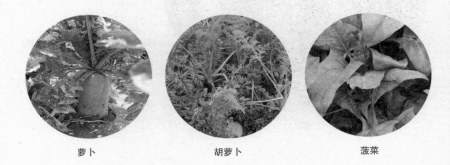

萝卜　　　　　　　　胡萝卜　　　　　　　　菠菜

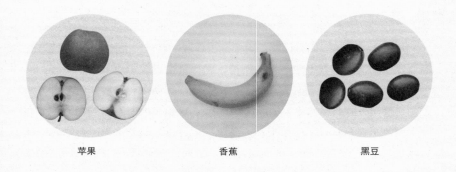

苹果　　　　　　　　　香蕉　　　　　　　　　黑豆

　　冬季饮食宜温热松软，避免食用过热或过寒的食物。食物过热易损伤食道，进入肠胃后，又容易引起体内积热而致病；食物过寒，容易刺激脾胃血管，使血流不畅，而血量减少将严重地影响其他脏腑的血液循环，有损人体健康。而且，冬季要少食咸味食品，以防肾水过旺；多吃些苦味食品，以补益心脏，增强肾功能。冬季肾的功能偏旺，如果再多吃一些咸味食品，肾气会更旺，从而极大地伤害心脏，使心脏的力量减弱，影响人体健康。

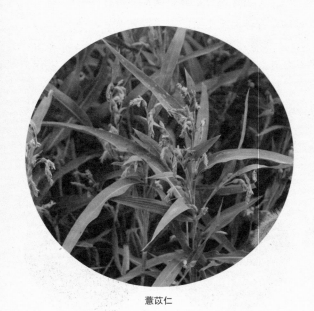

薏苡仁

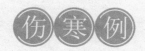

伤寒例

壹 四时八节二十四气七十二候决病法。

贰 伤寒热病证的证候。

四时八节二十四气七十二候决病法

立春正月节斗指艮，雨水正月中指寅。

惊蛰二月节指甲，春分二月中指卯。

清明三月节指乙，谷雨三月中指辰。

立夏四月节指巽，小满四月中指巳。

芒种五月节指丙，夏至五月中指午。

小暑六月节指丁，大暑六月中指未。

立秋七月节指坤，处暑七月中指申。

白露八月节指庚，秋分八月中指酉。

寒露九月节指辛，霜降九月中指戌。

立冬十月节指乾，小雪十月中指亥。

大雪十一月节指壬，冬至十一月中指子。

小寒十二月节指癸，大寒十二月中指丑。

二十四气，节有十二，中气有十二；五日为一候，气亦同，合有七十二候。决病生死，此须洞解之也。

《阴阳大论》①云：春气温和，夏气暑热，秋气清凉，冬气冰列②，此则四时正气③之序也。冬时严寒，万类深藏，君子④固密⑤，则不伤于寒，触冒⑥之者，乃名伤寒耳。其伤于四时之气，皆能为病，以伤寒为毒⑦者，以其最成杀厉之气也。

　　《阴阳大论》说：春天气候温暖，夏天气候炎热，秋天气候凉爽，冬天气候严寒，这是四季正常气候的变化规律。冬季严寒，自然界万种生灵深深地潜藏、伏匿，懂得养生之道的人们，顺应自然之规律而防护周密，所以就不会被寒邪所伤。倘若不慎感受了寒邪，这就叫伤寒。四时之气皆能伤人而致病，但伤寒这种邪气，是最为凛冽、肃杀的邪气，所以危害最大。

①《阴阳大论》：古代医学典籍之一，今佚。

②冰列："列"通"冽"，严寒的意思。

③正气：四时正常的气候。

④君子：能注意摄生的人。

⑤固密：保护周密。

⑥触冒：感触冒犯。

⑦毒：危害的意思。

中而即病者，名曰伤寒。不即病者，寒毒藏于肌肤，至春变为温病，至夏变为暑病。暑病者，热极重于温也。是以辛苦之人，春夏多温热病者，皆由冬时触寒而致，非时行之气①也。

受寒以后，即时发病的叫作伤寒。如果未即时发病，寒毒藏在人体肌肉皮肤之间，到了春天发病的，就变为温病；到了夏天发病的，就变为暑病。暑病的热势最高，重于温病。所以劳苦的人，在春夏多患温热病，正是由于冬天受寒，寒毒蕴藏而致，而不是春夏时行之邪所致的疾病。

①**时行之气**：四时不正常的气候。凡由气候不正常，引起很多人发生症状相似的疾病，称为时行病。

======原文➡译文 ========================

凡时行者，春时应暖而反大寒，夏时应热而反大凉，秋时应凉而反大热，冬时应寒而反大温，此非其时而有其气，是以一岁之中，长幼之病多相似者，此则时行之气也。

所谓时行之气，是指反常于时令的气候，如春季天气应该温暖却反而很冷，夏季天气应该炎热却反而很凉爽，秋季天气应该凉爽却反而酷热，冬季天气应该寒冷却反而温暖异常。人们若感受了时行邪气，不论男女老幼，都会患相似的病证，即时行病。

======延伸阅读==============================

四时对人体五脏的影响

关于四时对人体五脏的影响，明代著名医学家张景岳曾说过："春应肝而养生，夏应心而养长，长夏应脾而养化，秋应肺而养收，冬应肾而养藏"。也就是说，人体五脏的生理活动与四时相对，人体要与外界环境保持协调，必须适应四时阴阳、寒暑的变化。正如《素问·金匮真言论》中所载："五脏应四时，各有收应。"春季宜养肝，夏季宜养心，长夏宜养脾，秋季宜养肺，冬季宜养肾。

======原文➡译文 ==========================

夫欲候四时正气为病，及时行疫气之法，皆当按斗历①占②之。九月霜降节后，宜渐寒，向冬大寒，至正月雨水节后，宜解也。所以谓之雨水者，以冰雪解而为雨水故也。至惊蛰③二月节后，气渐和暖，向夏大热，至秋便凉。

　　如果要了解四季正常气候所导致的疾病，和不正常的疫气所造成疾病的原理，都应当按照斗历来测候、推算。农历九月霜降节以后，天气就会逐渐寒凉，到了冬天就会特别寒冷，一直到了第二年正月雨水节以后，方才渐渐解除。之所以称这个节气为雨水，是因为这时冰雪已经融解成雨水的缘故。到了二月惊蛰节后，气候逐渐暖和起来，到夏季转为炎热，到秋季便又开始凉爽。

======注释===============================

①斗历："斗"是星宿中的北斗，"历"是历法。古人根据观察斗柄所指方向，以决定季节。

②占：测，候。

③霜降、雨水、惊蛰：均是农历的节气名称。

======原文➡译文 ==========================

从霜降以后，至春分①以前，凡有触冒霜露，体中寒即病者，谓之伤寒也。九月十月寒气尚微，为病则轻。十一月十二月寒冽已严，为病则重。正月二月寒渐将解，为病亦轻。此以冬时不调，适有伤寒之人，即为病也。其冬有非节之暖者，名曰冬温，冬温之毒与伤寒大异，冬温复有先后更相重沓②，亦有轻重，为治不同，证如后章。

从霜降节以后，至春分节以前，凡是因触冒霜露，身体感受寒邪而即时发病的，叫作伤寒。九月、十月之间，气候还不太冷，发病比较轻浅；十一月、十二月之间，气候已经非常寒冷，发病必然严重；正月、二月之间，寒冷逐渐解除，发病也较轻微。这些都是因冬天身体调摄不当，恰巧感受寒邪，而即时发作的疾病。如果是因感受冬季非时之暖而发病的，就叫冬温。冬温的病邪和伤寒完全不同，而且冬温的发病有迟有早，症状更是相互重复杂沓，病势有轻有重，所以治法也不相同，它的证候可参考以下篇章内容。

①**春分**：是农历二月中节气名称之一。

②**重沓**：重复、杂沓的意思。

======原文→译文 ==================================

从立春节后，其中无暴大寒，又不冰雪，而有人壮热为病者，此属春时阳气，发于冬时伏寒，变为温病。

在立春节以后，若未突然出现严寒天气，而且又没有结冰下雪，却有人发生高热的疾病，这是因为春天的阳气生发，引动了冬季伏藏的寒邪，变成了温病。

从春分以后，至秋分节前，天有暴寒者，皆为时行寒疫也。三月四月或有暴寒，其时阳气尚弱，为寒所折①，病热犹轻。五月六月阳气已盛，为寒所折，病热则重。七月八月阳气已衰，为寒所折，病热亦微，其病与温及暑病相似，但治有殊耳。

从春分节以后到秋分节以前这一时期，天气如果骤然寒冷，由此而得的热病，都是时行寒疫。三四月间或有骤寒天气，这时阳气还较微弱，如果被寒邪伤害而生病，发热还是比较轻微。五六月间，阳气已经旺盛，这时被寒邪伤害而生病，发热就必定严重。七八月间，阳气已经渐衰，此时如果受了寒邪伤害而生病，发热也必定轻微。寒疫与温病、暑病有些相似，但在治法上却有显著的区别。

=======注释===============================

①**为寒所折**：折，伤害的意思；即被寒邪所伤害。

=====原文→译文 ================================

十五日得一气，于四时之中，一时有六气，四六名为二十四气。然气候亦有应至仍不至，或有未应至而至者，或有至而太过者，皆成病气也。但天地动静，阴阳鼓击①者，各正一气耳。是以彼春之暖，为夏之暑；彼秋之忿，为冬之怒。是故冬至之后，一阳爻升，一阴爻降②也；夏至之后，一阳气下，一阴气上也。斯则冬夏二至，阴阳合也；春秋二分，阴阳离也。阴阳交易，人变病焉。此君子春夏养阳、秋冬养阴，顺天地之刚柔也。小人触冒，必婴暴疹③。须知毒烈之气，留在何经，而发何病，详而取之。是以春伤于风，夏必飧泄④；夏伤于暑，秋必痎疟；秋伤于湿，冬必咳嗽；冬伤于寒，春必病温。此必然之道，可不审明之。

每十五日为一节气，每一季度有六个节气，一年四季共有二十四个节气。一般来说，气候应相应于节气。但是气候的变化异常复杂，有时节气已到，而此时的气候却未到；有时节气未到，而此时的气候却已提前来到；有时气候虽应时而至，但表现太过，这些皆可成为致病的邪气。然而，天地之间的阴阳之气互相鼓动推进，各自禀受一气。故气候会由春天的温暖，变为夏天的炎热；由秋天的凉爽，转变为冬季的严寒。冬至以后，阴气最盛，阴极则阳生，所以阳气开始上升，阴气开始下降。夏至以后，阳气最盛，阳极则阴生，所以阳气开始下降，阴气开始上升。这样，到了冬至、夏至，为阴阳二气相合之时；春分、秋分，是阴阳二气相离之期。当阴阳转换之时，人若适应不了则会生病。故熟知养生之道的人，在春夏季养阳、秋冬季养阴，是适应自然界的变化的。不懂养生的人，不知道顺应自然界的变化，触冒四时邪气，就会患急性热病。若要知道这些毒烈的邪气侵害哪一经，产生什么病，就必须详细诊察，才能得出正确结论。所以，春天感受风邪，夏天就发生泄泻；夏天感受暑邪，秋冬就会发疟疾；秋天感受湿邪，冬天就会咳嗽；冬天受寒，春天则会产生温病。此为正常的规律，医者务须明白深究。

======注释================================

①阴阳鼓击：阴阳相互推动、促进。

②一阳爻升，一阴爻降："爻"是八卦中的基本符号。"—"代表阳爻；"--"代表阴爻。十月六爻均属阴，而为坤卦。阴极则阳生，所以到了十一月冬至节后，阳气渐生，阴气始降，故一阳爻上（升），一阴爻下（降），形成复卦。

③必婴暴疹：婴，遭受。暴疹，急性疾病。

④飧泄：脾胃虚弱的泄泻。

======延伸阅读================================

四时对人体疾病的影响

传统中医非常注重四时气候对人体疾病的影响。据《黄帝内经》记载："夫百病之生也，皆生于风、寒、暑、湿、燥、火，以之化之变也。"古人把风、寒、暑、湿、燥、火总称为"六气"。六气是气候变化的正常现象，如果四时的气候正常，人又能顺应其变，则有利于身体健康；如果人不能顺应四时六气，就会罹患疾病。另外，如果四时气候的变化发生反常现象，不按正常的顺序变化，或不及，或太过，这对人体健康都是不利的。古人将这种不及或太过的风、寒、暑、湿、燥、火称为"六淫"。因此，对于四时正常的六气，人们要顺应；对于不正常的六淫，则需要预防、应对，只有这样，才能增强抵抗疾病的能力。

======原文➡译文 ==========================

> 伤寒之病，逐日浅深，以施方治。今世人伤寒，或始不早治，或治不对病，或日数久淹①，困乃告医②，则不中病。皆宜临时消息制方，无不效也。今搜采仲景旧论，录其证候，诊脉声色，对病真方有神验者，拟防世急也。

伤寒的病情，是随着日程而由浅转深，逐渐加重的，应该根据病情的轻重情况决定治法和处方。现在有很多人患了伤寒病，开始不及时治疗，或者治疗不对症，或者拖延了很长日期，直到病势十分严重时才来求医，医生又不按照治疗程序去用药，因而药不对证，怎么能把病治好呢！如果依据当时的病情，斟酌制定方药，没有不收到效果的。现在搜采张仲景原来的著作，抄录他所论述的证候和切脉、闻声、察色等诊病方法，以及确实有效的处方，编此成书，作为社会上救治疾病者目前所急迫需要的参考。

======注释==============================

① **日数久淹**：病期拖延的时间太长。

② **困乃告医**：病势危重时，才请医生诊治。

又土地温凉高下不同，物性刚柔①，飧居亦异②，是故黄帝兴四方之问，岐伯举四治之能③，以训后贤，开其未悟者，临病之工，宜须两审也。

此外，地域有温凉高低不同，物体的属性有刚有柔，人们的饮食起居也不尽相同，故病证与治法也应有所区别。所以黄帝提出时四方居民治之法应不同，岐伯则列举了砭石、毒药、微针、灸爇四种不同的治疗方法及其作用，用来教导后代有学识的人，启发不知道变通的人，诊病的医生对这些必须一一明察。

①物性刚柔：物品的性能，有刚有柔。

②飧居亦异："飧"与"餐"通；饮食居处的习惯，也有差异。

③四治之能：砭石、毒药、微针、灸爇四种治疗方法的功能。

凡伤于寒则为病热，热虽甚不死。若两感于寒①而病者，必死。

凡是感触了寒邪，就会产生发热，热势虽然盛，但不会致人死亡。倘若阳经和阴经同时感受寒邪而生病，就容易死亡。

①两感于寒：阳经与阴经同时感受寒邪，如太阳少阴两感。

尺寸俱浮①者，太阳受病也，当一二日发，以其脉上连风府②，故头项痛，腰脊强。

尺寸俱长者，阳明受病也，当二三日发，以其脉侠鼻络于目③，故身热，目疼，鼻干，不得卧。

尺寸俱弦者，少阳受病也，当三四日发，以其脉循胁络于耳④，故胸胁痛而耳聋。此三经皆受病，未入于府者，可汗而已。

尺寸俱沉细者，太阴受病也，当四五日发，以其脉布胃中，络于嗌⑤，故腹满而嗌干⑥。

尺寸俱沉者，少阴受病也，当五六日发，以其脉贯肾，络于肺，系舌本⑦，故口燥舌干而渴。

尺寸俱微缓者，厥阴受病也，当六七日发，以其脉循阴器⑧，络于肝⑨，故烦满而囊缩⑩。此三经皆受病，已入于府，可下而已。

尺部、寸部脉象皆浮的，是太阳受邪患病，大多在一两日发病。这是太阳经脉上连风府，行于头项、腰脊部位的缘故，故出现头项疼痛、腰脊拘紧不柔和等症状。

尺部、寸部脉象均长的，是阳明受邪患病，大多在两三日发病。这是阳明经脉起于鼻旁、行于目下的缘故，故出现身体发热、目痛、鼻干燥、不能安卧等症状。

尺部、寸部脉象皆弦的，是少阳受邪患病，大多在三四日发病。这是少阳经脉循行胸胁、出入耳中的缘故，故出现胸胁疼痛且耳聋的症状。太阳、阳明、少阳这三经患病，为病在经脉，邪气还没有传入腑，用发汗法就可以治愈。

尺部、寸部脉象皆沉细的，为太阴受邪生病，大多在四五日发病。这是太阴经脉连及脾胃，循行咽部的缘故，故出现腹部胀满、咽喉干燥的症状。

尺部、寸部脉象都沉的，是少阴受邪生病，大多在五六日发病。因为少阴经脉穿过肾，络于胸膈，连系舌根，故出现口干舌燥、口渴的症状。

尺部、寸部脉象都微缓的，是厥阴受邪生病，大多在六七日发病。这是厥阴的经脉环绕阴器，络于肝的缘故，故出现烦闷、阴囊缩入的症状。太阴、少阴、厥阴这三经患病，邪气已经传入胃腑，可用泄下法治愈。

======注释==================================

①**尺寸俱浮**：寸关尺三部而言，犹言从寸至尺三部脉都是浮象。

②**其脉上连风府**：风府是督脉经穴位，位于项后，正中枕骨之下陷。"其脉"指足太阳经脉，这一经脉，起于目内眦，上行额部至颠顶，入里络于脑，回出下行项后，循肩胛内侧，夹行脊柱两旁，抵于腰中，所以太阳经受邪，多有头项痛、腰脊强的证候。

③**其脉侠鼻络于目**：足阳明经脉起于鼻翼旁，入上龈环绕口唇，交叉于唇下沟承浆穴。向后沿腮下出大迎穴，经颊车上行耳前，沿发际到额部，有一支脉在大迎前，下行循喉咙入缺盆，下入膈中，联于胃，络于脾，挟脐下行，经髀关，循足而下，止于大趾尖端，这是足阳明经脉循行路线。

④**其脉循胁络于耳**：足少阳经脉起于目锐眦，上行头角，下至耳后，其支脉从耳后进入耳内，出走耳前至目锐眦后方，循颈侧入缺盆，然后向下走胸中，再过膈，络于肝和胆，再到少腹两侧。至于直行的经脉，从缺盆经腋，沿胸胁部到髀关节外侧下行，直至外踝，止于足小趾。由于足少阳经循胁部络于耳，所以少阳经脉受邪会发生两胁疼痛和耳聋的病变。

⑤**其脉布胃中，络于嗌**：足太阴的经脉开始于足大趾尖端，上行足内踝前方，沿胫骨内侧，经股内侧前缘，直抵腹内，入属脾脏，联系胃腑，穿过膈，循行咽部，连及舌根，散于舌下。由于足太阴经脉连及脾胃，经过咽部，所以太阴受邪，出现腹满嗌干之症。

⑥**嗌干**：咽部干燥。

⑦**其脉贯肾，络于肺，系舌本**：舌本指舌根。足少阴经脉开始于足小趾，斜走足心出内踝前陷中，经内踝骨后，转走足根，由此上腿肚内侧，膝弯内缘，通过脊柱，入属肾脏，连及膀胱。直行的脉，从肾上行贯穿肝膈，入肺，沿喉咙至舌根。由于足少阴经脉络于肺，连系舌根，所以少阴受邪，出

现口燥舌干而渴的症状。

⑧**阴器：**生殖器。

⑨**其脉循阴器，络于肝：**足厥阴的经脉开始于足大趾，沿足背，至内踝前，上行膝弯内缘，沿股内侧，环绕阴器，至少腹和胃经并行，入属肝脏，连系胆腑，向上贯穿膈，散布胁肋，沿喉咙后壁，过腭骨，上连于目系，出额部，与督脉会于头顶中央。

⑩**囊缩：**阴囊内缩。

═════════ 原文→译文 ═══

　　若两感于寒者，一日太阳受之，即与少阴俱病，则头痛口干，烦满而渴；二日阳明受之，即与太阴俱病，则腹满身热，不欲食，谵语；三日少阳受之，即与厥阴俱病，则耳聋囊缩而厥，水浆不入①，不知人者，六日死。若三阴三阳、五脏六腑皆受病，则荣卫不行，脏腑不通，则死矣。

　　假使互为表里的阴阳两经，同时感受了寒邪，如第一日太阳经受邪，就和少阴经一起发病，而出现头痛口干、心烦胀满、口渴等症。第二日阳明经受邪，就和太阴经一起发病，而出现腹胀、身热、不欲食、谵语等症。第三日少阳经受邪，就和厥阴经一起发病，而出现耳聋、阴囊收缩、四肢厥冷、汤水不得下咽，甚至昏迷不识人等症。到了第六日，就要死亡。如果三阴经、三阳经、五脏六腑都受了病，那么，营卫之气不行，脏腑之气不通，就必死无疑了。

═════════ 注释 ══

①**水浆不入：**汤水不能下咽。

其不两感于寒，更不传经①，不加异气②者，至七日太阳病衰，头痛少愈也；八日阳明病衰，身热少歇也；九日少阳病衰，耳聋微闻也；十日太阴病衰，腹减如故，则思饮食；十一日少阴病衰，渴止，舌干已，而嚏也；十二日厥阴病衰，囊纵③，少腹微下，大气皆去，患者精神爽慧也。

若病人不是两感病，又没有传经发生，而且没有再感受新的致病邪气的，到第七日，太阳病就会衰退，头痛就会明显好转；第八日，阳明病衰退，发热开始消退；第九日，少阳病衰退，耳聋渐渐恢复，稍微可以听得见声音；第十日，太阴病衰退，腹部胀满感减轻，恢复到正常，并想要吃东西；第十一日，少阴病衰退，口渴就会停止，舌干也随之消失，且打喷嚏；第十二日，厥阴病衰退，阴囊就会松弛复原，小腹拘急缓解，邪气皆去，患者精神清爽明朗。

①传经：病情的变化发展，由这一经的证候，演变为另一经的证候。

②异气：又感受了另外一种病邪。

③囊纵：阴囊由缩入转为松缓。

若过十三日以上不间①，尺寸陷者②，大危。

倘若已经过了十三日，病势仍未衰减，三部脉皆沉伏的，那就非常危险了。

①**不间**：病势不减，仍然继续发展。

②**尺寸陷者**：三部脉沉伏而按摸不到。

========原文→译文===

> 若更感异气变为他病者，当依后坏病证而治之。若脉阴阳俱盛①，重感于寒者，变成温疟②。阳脉浮滑，阴脉濡弱者，更遇于风，变为风温。阳脉洪数，阴脉实大者，更遇温热，变为温毒③，温毒为病最重也。阳脉濡弱，阴脉弦紧者，更遇温气，变为温疫（一本作疟）。以此冬伤于寒，发为温病，脉之变证，方治如说。

如果又感受其他邪气，变成其他疾病的，应当依据后述坏病证进行施治。若尺寸脉均紧而有力，又感受寒邪的，就会转变为温疟。若寸脉浮滑、尺脉濡弱，又感受风邪的，就会转变成风温。若寸脉洪数、尺脉实大，再感受温热，就会转变成温毒，温毒为最严重的一种病。若寸脉濡弱、尺脉弦紧的，又感受温邪，就会转变成温疫。这些皆为冬季感受寒邪，而变成温病的疾病。总之，所变之证必须详加诊察，因证立法处方，随证施治。

========注释==

①**脉阴阳俱盛**：阴，指尺部；阳，指寸部。所谓关前为阳，关后为阴。

②**温疟**：先热后寒的一种疟疾。

③**温毒**：此症因冬时温暖，热毒内伏，至春气候骤热，伏毒与时热并发所致。多见烦闷呕逆、面赤身赤、狂乱燥渴、咽喉肿烂、发斑神昏等症，最为危险，宜大解热毒为主。

凡人有疾，不时即治，隐忍冀差①，以成痼疾②。小儿女子，益以滋甚③。时气不和④，便当早言，寻其邪由⑤，及在腠理⑥，以时治之，罕有不愈者。患人忍之，数日乃说，邪气入脏，则难可制。比为家有患，备虑之要。凡作汤药，不可避晨夜，觉病须臾，即宜便治，不等早晚，则易愈矣。如或差迟，病即传变，虽欲除治，必难为力。

　　人但凡有了疾病，应该及时治疗，如果不能及时求医诊治，而隐瞒着、忍耐着，希望侥幸自愈，往往会因此而酿成积久难愈的病。尤其是小儿与妇女，更容易因拖延不治，而使病势更加严重。如果因外受时令之邪而感到身体不适，就应当及早告诉家人，请医生诊治。寻找致病原因，乘病邪还在腠理的时候，及时进行治疗，这样很少有不愈的。如果病人隐瞒忍耐，过了许多日才说，病邪已经侵入脏腑，那就难以制止了。这是家中有患病的人，应当考虑注意的要点。凡需制作汤药，不可拘泥时间的早晚，一旦感到有病，就应立即请医治疗，只有这样，才容易治愈。如果遇到稍有拖延，病情就已发生变化的情况，这时即使想医治，但已难于收效了。

①隐忍冀差："差"同"瘥"。对疾病隐瞒、忍耐，希望能自行好转、病愈。

②痼疾：顽固不愈的久病。

③滋甚：更加严重。

④时气不和：感受时令不正之气而身体违和。

⑤寻其邪由：寻找致病的原因。

⑥腠理：肌肉皮肤间的纹理。

服药不如方法，纵意违师，不须治之。

服药不能依照规定的方法，任意违背医嘱，那就不必治疗。

凡伤寒之病，多从风寒得之，始表中风寒，入里则不消矣。
未有温覆①而当，不消散者，不在证治。拟欲攻之，犹当先解表，乃可下之。若表已解而内不消，非大满，犹生寒热，则病不除。若表已解而内不消，大满大实坚，有燥屎，自可除下之，虽四五日，不能为祸也。若不宜下而便攻之，内虚热入，协热遂利②，烦躁诸变，不可胜数，轻者困笃③，重者必死矣。

大凡伤寒病，多为感受风寒所致。开始时风寒侵袭肌表，渐至由表入里，病邪一旦入里就不易解除了。因此，凡风寒在表，应及时治疗，施用发汗解表，并注意服药后适当加盖衣被，使浑身温暖而得汗，病邪就会消散。若不遵循表里先后的证治规律，就会引起变证。因此，若表证尚未解除，还应当先解表，解表后，才能使用攻下的方法。若表证已解而里证未除，一般可用下法。但若里实未成，未见大满大实之症，则不可用攻下法，若过早攻下，则不能解除其病；若表证已解，而里实已甚，肠中燥屎已成，而见大满大实之症，就应攻下，即使病已四五日燥屎得去，则病也可愈。若不适合攻下，而妄行攻下，使正气受损，邪热内入，而产生协热下利、烦躁等各种不可胜数的变证，病变轻的就会加重，重的则会死亡。

①温覆：服药后用衣被覆盖，使周身温暖，以利于汗解。
②协热遂利：表证因误下而邪内陷，致发生下利，称为协热利。
③困笃：病变沉重难医。

> 夫阳盛阴虚①，汗之则死，下之则愈；阳虚阴盛②，汗之则愈，下之则死。夫如是，则神丹③安可以误发，甘遂④何可以妄攻，虚盛之治，相背千里，吉凶之机，应若影响，岂容易哉！况桂枝⑤下咽，阳盛即毙，承气⑥入胃，阴盛以亡。死生之要，在乎须臾，视身之尽，不暇计日。此阴阳虚实之交错，其候至微，发汗吐下之相反，其祸至速。而医术浅狭，懵然⑦不知病源，为治乃误，使病者殒殁⑧，自谓其分，至令冤魂塞于冥路，死尸盈于旷野，仁者鉴此，岂不痛欤！

　　热邪盛而阴液损伤的证候，不可发汗，误发汗就会导致死亡；应当攻下，泄去热邪，就能够痊愈。寒邪盛而卫阳被遏的证候，治宜发汗，不可攻下，发汗则邪自表解而病愈；误下则正伤邪陷而使病变加剧，也可引起死亡。正因为这样，所以神丹岂可以误用，甘遂怎可以妄攻？须知虚与实的治法，相去很远，用药当否与病情的安危，有着密切的影响，治病岂是容易的事呀！何况误用桂枝汤，阳热过盛就会毙命，误用承气汤，阴寒愈增就会死亡。顷刻之间死生立判，眼望着病人死去，来不及计算日期。这种阴阳虚实交互错杂的变化，在证候表现上极其轻微，若该发汗而用了吐下法、该吐下而用了发汗法，就会很快发生不良的后果。医术浅薄狭窄的人，糊糊涂涂，不了解病的根源，当然会犯治疗错误，造成病人死亡，还说是病人本来就该死，以致因误治而死的病人的尸体遍于旷野，富有仁爱之心的人，能不感到痛心吗！

①阳盛阴虚：热邪盛而里阴被灼的证候。

②阳虚阴盛：寒邪盛而表阳被遏的证候。

③神丹：一种发汗剂。

④甘遂：峻逐水邪的药物。

⑤**桂枝**：桂枝汤。

⑥**承气**：承气汤。

⑦**懵然**：糊涂的样子。

⑧**殒殁**：死亡。

=====原文➡译文 ========================

> 凡两感病俱作，治有先后，发表攻里，本自不同，而执迷妄意①者，乃云神丹、甘遂合而饮之，且解其表，又除其里，言巧似是，其理实违。夫智者之举错②也，常审以慎；愚者之动作也，必果而速，安危之变，岂可诡哉！世上之士，但务彼读习③之荣，而莫见此倾危④之败，惟明者居然能护其本，近取诸身，夫何远之有焉。

凡属两感病而同时发作的，治疗应有先后的步骤，因为发表和攻里，本来是作用不同的治法，而秉性固执、缺乏分辨能力的人，仅靠自己的猜测，竟说神丹和甘遂可以合起来使用，既能解表，又能除里，说得巧妙，似乎颇有道理，实际是违反了治疗的理论。聪明人的举动措施，常常是经过周密思考而且十分慎重；愚蠢人的行为动作，必定是鲁莽武断且急于求成，这牵涉病人的生死安危，怎么能听信诡辩呢？现在有知识的人，追求那些大家都认同熟知的虚荣，而看不到这稍有不慎就会导致的失败。只有明白通透的人，平时能爱护自己的生命，并能推己及人，将别人的疾病看成自己的疾病一样，若果真如此，怎么会因与病人的关系疏远而漠不关心呢？

======注释============================

①**执迷妄意**：以意推测，固执己见而执迷不悟。

②**举错**："错"同"措"，举动与措施。

③翕习：亲近习熟的意思。

④倾危：倾斜欲倒的危急情况。

　　凡发汗温服汤药，其方虽言日三服，若病剧不解，当促其间①，可半日中尽三服。若与病相阻，即便有所觉。病重者，一日一夜，当睟时②观之。如服一剂，病证犹在，故当复作本汤服之。至有不肯汗出，服三剂乃解。若汗不出者，死病也。

　　凡是温服发汗的汤药，处方后虽然说明每日服三次，但如果病情严重，服每次药后病不能解除的，服药的间隔时间就应适当缩短，可以在半日内服完三次。若药不对证，服药后就会出现不适的感觉。病情重的，昼夜皆应服药，并二十四小时严密观察，以防病情发生变化。若一剂药服完后，病证尚存，应当再煎制汤药服用。此外，有的病人服药后不易出汗，直至服完三剂药后才汗出病解。若服药后始终不出汗的，属于危候。

①当促其间：缩短服药的间隔时间。

②睟时：周时，指一昼夜二十四小时。

　　凡得时气病，至五六日，而渴欲饮水，饮不能多，不当与也。何者？以腹中热尚少，不能消之，便更与人作病也。至七八日大渴欲饮水者，犹当依证而与之，与之常令不足，勿极意也①，言能饮一斗，与五升。若饮而腹满，小便不利，若喘若哕②，不可与之也。忽然大汗出，是为自愈也。

凡得时气病，到五六日的时候，口渴想饮水，而不能多饮的，那就不应当勉强给他水喝。为什么呢？因为病人里热未盛，不能消水，水入不行，必然增加他病。到了七八日病人口大渴欲饮水，还是应当依据病情，酌量饮服，勿使病人满足，譬如说病人能喝一斗，只可给予五升。若饮水后病人感到腹部饱满，小便不利，或气喘，或呃逆，就不可再给了。如果喝水后，忽然大汗出，那就是病将自愈的征象。

=====注释==

①勿极意也：不使过度的意思。

②哕：呃逆。

=====原文→译文 ==

凡得病，反能饮水，此为欲之病。其不晓病者，但闻病饮水自愈，小渴①者，乃强与饮之，因成其祸，不可复数。

凡得病之后，反而能喝水的，这是阳气恢复，疾病将要痊愈的佳兆。有不了解病理的人，只听说病人能喝水就会自愈，一旦见到病人出现轻微口渴的症状，就强迫其大量喝水，因而酿成灾祸的，多得数也数不完。

=====注释==

①小渴：轻度的口渴。

　　　凡得病，厥①脉动数②，服汤药更③迟，脉浮大减小，初躁后静，此皆愈证也。

　　但凡患病，在开始的时候，脉象动数，服了汤药以后，转变成迟脉；或原来是浮大的脉，现在转变为小脉；或开始时烦躁不安，现在精神安静，这些都是疾病将愈的征象。

①厥：作"其"字解。

②脉动数：脉象数而圆滑有力。

③更：改变。

　　　凡治温病，可刺五十九穴①。

　　凡治疗温病，可刺五十九穴以泄其邪热。

①五十九穴：又称五十九刺，穴名见于《素问·刺热论》与《灵枢·热病》。其分布区域，头部二十五穴，胸部与四肢共三十四穴。

> 人身之穴，三百六十有五，其三十九穴，灸之有害，七十九穴，刺之为灾，并中髓①也。

人身上的孔穴，共有三百六十五个，其中有三十九个穴位忌灸，七十九个穴位忌用针刺。如果误用了艾灸或针刺，就会发生疾患，并且会伤及骨髓。

======注释 ==================================

①**中髓**：损伤骨髓。

======延伸阅读 ===============================

中医穴位疗法

中医穴位疗法是祖先留给我们的珍贵遗产，其对人体健康有益这一点是不容置疑的。穴位是指神经末梢密集或神经干线经过的地方。穴位的学名叫"腧穴"。人体穴位主要有三大作用，它既是经络之气输注于体表的部位，又是疾病反映于体表的部位，还是针灸、推拿、气功等疗法的施术部位。穴位具有"按之快然""驱病迅速"的神奇功效。因此，通过给予穴位按压、温灸、针刺等方法来刺激，可以使能量的流动顺畅，从而激发细胞活力，延缓细胞的衰老过程，提高人体原本就具有的自愈力及免疫力，以增进内脏功能，使身体更加强健。

中医穴位疗法在于改善人体各种不适症状，增强机体免疫力，预防疾病。当然，需要注意的是，用穴位疗法必须遵循相应的原则，不可胡乱使用。

脉四损，三日死，平人四息，患者脉一至，名曰四损；脉五损，一日死，平人五息，患者脉一至，名曰五损；脉六损，一时死，平人六息，患者脉一至，名曰六损。

凡出现四损之脉的，三日就会死亡。所谓"四损"，是指正常人呼吸四次，病人脉搏来一次。若出现五损之脉的，一日就会死亡。所谓"五损"，是指正常人呼吸五次，病人脉搏来一次。若出现六损之脉的，一个时辰便会死亡。所谓"六损"，是指正常人呼吸六次，病人脉搏来一次。

脉盛身寒，得之伤寒；脉虚身热，得之伤暑。

脉象有力而身上怕冷的，是因为感受了寒邪；脉虚无力而身上发热的，是因为感受了暑邪。

脉阴阳俱盛，大汗出，不解者，死。

脉的尺部、寸部都盛大，大汗淋漓而病未解的，属正不胜邪之兆，是死候。

脉阴阳俱虚，热不止者，死。

脉的尺部、寸部都虚弱无力，而发热不止的，为死候。

脉至乍数乍疏者死；脉至如转索，其日死。

脉搏跳动时快时慢的，为死候；脉象似扭转的绳索的，为真脏脉现之兆，预后不良，当日而死。

> 谵言妄语，身微热，脉浮大，手足温者生；逆冷，脉沉细者，不过一日死矣。

胡言乱语，身上微有发热，脉象浮大，手足温暖的，预后良好；如果手足逆冷，脉象沉细的，不出一日就会死亡。

> 此以前是伤寒热病证候也。

以上所说的，是伤寒热病的证候。

=====延伸阅读==============================

养生要顺四时之变

四季，又被称为"四时"，也就是每年的春、夏、秋、冬四个季节。季节交替是由地球公转形成的。古代医学认为，人体的水液、气血，以及人的精神状态，都与四时的阴阳变化有着密切的关系。人的生理活动与精神活动，只有适应四季暖、热、凉、寒的变化，才能与外界环境保持平衡，有益于养生保健。这与现代科学所认为的"生命产生的条件，正是天地间能量与物质相互作用的结果"这一看法是基本一致的。

四时对人体气血脉象有影响。据《素问·八正神明论》记载："天温日明，则人血淖液而卫气浮，故血易泻，气易行；天寒日阴，则人血凝位而卫气沉。"这句话的意思是，气血在天气炎热的时候畅通易行，在天气寒冷时则容易凝滞。中医认为，气血行于经脉之中，因此，气候对气血运行的影响会引起脉象的变化。关于四季脉象，《素问·脉要精微论》中有形象的描述，说春季的脉象如规之圆滑，夏季的脉象如矩之方盛，秋之脉象如衡之平浮，冬之脉象如权之沉下。

四时对人体精神活动的影响。据《黄帝内经直解》记载："四气调神气，随春夏秋冬四时之气，调肝、心、脾、肺、肾五脏之神态也。"著名的医学家吴鹤皋曾言："言顺于四时之气，调摄精神，亦上医治未病也。"也就是说，人应当遵照四季的变化与四季的特点来调节精神状态。具体而言，春温春生，但易使人懒散、倦怠，那就要保持积极向上的精神。夏热夏长，易使人浮躁、焦急，那就要使自己在精神上保持安详、镇定。秋凉秋收，易使人忧愁、感伤，那就要使自己保持开朗、乐观。冬寒冬藏，易使人消沉、孤寂，那就要使自己保持活泼、热情。在精神活动方面，只有吸收每个季节对自己有利的一面，防止、克服对自己不利的一面，才能有利于身体健康。

正如《黄帝内经》中所载："人与天地相参也，与日月相应也。"人们只有与自然相谐相处，顺四时之变而养生，才能健康生活，颐养天年。

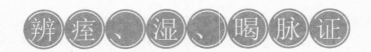

辨痉、湿、暍脉证

壹 痉、湿、暍三种病证的特征。

贰 痉、湿、暍三种病证与伤寒证的区别。

======原文➡译文 ==

> 伤寒所致太阳病，痉①湿暍②此三种，宜应别论，以为与伤寒相似，故此见之。

外邪所致的痉、湿、暍这三种病，本应另当别论，但由于此三者与伤寒导致的太阳病的表现极其相似，故在本篇一并叙述。

======注释==

①痉：一种脊背强直的病证。

②暍：伤暑。

======原文➡译文 ==

> 太阳病，发热无汗，反恶寒者，名曰刚痉。

太阳病，发热无汗，反而怕冷的，叫作刚痉。

太阳病，发热汗出，而不恶寒，名曰柔痉。

太阳病，发热汗出，不怕冷的，叫作柔痉。

太阳病，发热，脉沉而细者，名曰痉。

太阳病，发热，脉沉而细者，叫作痉。

太阳病，发汗太多，因致痉。

太阳病，由于发汗太多，因而引起痉病。

病身热足寒，颈项强急，恶寒，时头热面赤，目脉赤，独头面摇，卒①口噤，背反张者，痉病也。

病人身上发热，足部发凉，颈项强急，畏寒，有时头部烘热，面部及眼睛发红，头部动摇不停，突然出现牙关咬紧不开、背部强直、角弓反张的，即为痉病。

======注释=======================================

①卒：忽然的意思。

======原文→译文 ==================================

湿家，其人但头汗出，背强，欲得被覆向火。若下之早则哕，胸满，小便不利，舌上如胎①者，以丹田②有热，胸中有寒，渴欲得水，而不能饮，口燥烦也。

久患湿病的人，出现仅头部流汗、背部强硬不舒、形寒怕冷，想要盖被或烤火取暖的症状，这是寒湿郁于肌表，卫阳被遏之证，治当温阳化湿解表，不可攻下。若误用攻下，势必使正气受到损伤，导致阳气下陷、湿阻于中，出现呃逆、胸闷、小便不通畅、口渴不能饮、舌上生苔等症。

===== 延伸阅读 ==

去除体内湿气的方法

中医提供了以下几种方法，可帮助大家轻松除去体内的浊重湿气。

勤运动。运动能够缓解压力，活络身体各器官，加速湿气排出体外。现代人体力消耗少，动脑多，再加上长期待在密闭的空调房屋内，很少流汗，身体调控湿度的能力变差。建议尝试健走、跑步、游泳、瑜伽、太极拳等各种运动，以加速气血循环，增加水分代谢。

饮食清淡、适量。肠胃系统关系到营养的吸收及水分的代谢，要保护好肠胃系统，最好的方式就是适量、均衡饮食。酒、肉、肥甘厚味等油腻食物不容易消化，容易造成肠胃闷胀、发炎。甜食、油炸品会使身体产生过氧化物，加重发炎反应。此外，中医认为，生冷食物、冰品和凉性的果蔬，会让肠胃消化吸收功能停滞，因而不宜过度食用，如生菜、沙拉、西瓜、大白菜、苦瓜等。平时在烹调寒凉性质的蔬菜时，最好加入葱、姜等。

此外，还应避免久居潮湿的环境。

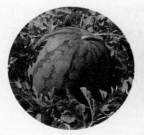
西瓜

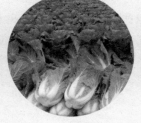
白菜

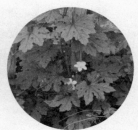
苦瓜

======原文➡译文 =========================

湿家下之，额上汗出，微喘，小便利（一云不利）者死，若下利不止者亦死。

久患湿病的人，误服泻下方药，以致额上出汗，微有气喘，小便多的，是死证；若腹泻不止的，也是死证。

问曰：风湿相搏，一身尽疼痛，法当汗出而解。值天阴雨不止，医云此可发汗，汗之病不愈者，何也？答曰：发其汗，汗大出者，但风气去，湿气在，是故不愈也。若治风湿者，发其汗，但微微似欲出汗者，风湿俱去也。

问：风湿之邪相合，引起浑身疼痛，依照治疗法则，应当发汗驱邪，汗出邪散则病可痊愈。但巧遇天阴下雨不止的情况，医生说可以发汗，而发了汗病却不愈，这是为什么呢？答：这是发汗太过的缘故。汗出很多，只祛除了风邪，而湿邪仍然存在，故病未痊愈。倘若用发汗法治疗风湿病，只宜让病人微微出汗，这样才能同时解除风邪和湿邪。

湿家病，身上疼痛，发热，面黄而喘，头痛鼻塞而烦，其脉大，自能饮食，腹中和无病，病在头中寒湿，故鼻塞。内①药鼻中则愈。

常患湿病的人，身体疼痛，发热，面色黄而气喘，头疼鼻塞，心烦不安。病人的脉象大，饮食如常，这表明腹内平和无病，病因是头部感受了寒湿，所以鼻塞不通。用药纳之入鼻腔中，就可痊愈。

===════════════注释══

①内：同"纳"，有放入、塞入之意。

===════════════原文➜译文 ══

> 太阳中暍者，身热疼重，而脉微弱，此以夏月伤冷水，水行皮中所致也。

太阳经中暑证，发热身疼且重，而脉象微弱，这是由夏季受冷水所伤，水湿侵入皮肤腠理所致。

> 太阳中暍者，发热，恶寒，身重而疼痛，其脉弦细芤迟，小便已，洒洒然①毛耸，手足逆冷，小有劳身即热，口开，前板齿燥。若发汗则恶寒甚，加温针则发热甚，数下之则淋甚。

太阳中暑证，出现发热，怕冷，身体沉重疼痛，脉象弦细芤迟，解了小便后，就逐渐毛骨悚然、怕冷更甚，手足冰凉，稍微劳动，身体就发热，需要张口呼吸，门齿干燥。这是暑湿相兼而又气阴不足之证，治当清暑益气化湿，禁用发汗、攻下、温针。若误用发汗法治疗，则会加重怕冷的病情；误用温针，就会使发热更剧；若屡次攻下，小便则会更加淋涩不通。

===════════════注释══

①洒洒然：四散的样子。

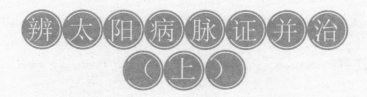

======本篇精华==============================

壹 太阳病的症状。

贰 中风、伤寒和温病的异同。

======原文➡译文 ==============================

太阳之为病，脉浮①，头项强痛②而恶寒③。

太阳病的证候，是以脉象浮、头痛、项部拘急不舒、畏寒为基本特征。

======注释==============================

①**脉浮**：脉象浅表，轻手按之即得，犹如木浮水面。

②**头项强痛**：头痛项强。项是颈的后部；强，去声，强直不柔和貌。

③**恶寒**：恶，厌恶、嫌憎的意思。恶寒即厌恶寒冷。

======原文➡译文 ==============================

太阳病，发热，汗出，恶风，脉缓①者，名为中风②。

太阳病，症见发热、汗自出、厌恶风吹、脉象浮缓的，就叫作中风。

======注释=======================================

①脉缓：王太仆说："缓者，缓纵之状，非动而迟缓也。"就是和缓的意思。

②中风：伤风。与猝然晕倒、口眼歪斜、肢体不遂的中风不同。

======原文➜译文 =================================

太阳病，或已发热，或未发热，必恶寒，体痛，呕逆，脉阴阳俱紧①者，名为伤寒②。

太阳病，已经发热，或者尚未发热，必定有畏冷，头痛，项部拘急不舒，身体疼痛，呕逆，无汗，寸、关、尺三部脉象皆浮紧症状的，就叫伤寒。

======注释=======================================

①脉阴阳俱紧：阴阳有两种解释。一是认为指脉的尺寸，脉尺寸俱紧；二是认为指脉的沉浮，脉浮沉俱紧。两种说法都有道理，但从表证脉必浮来看，应是浮紧，那么，则以尺寸俱紧更符合实际。参考麻黄汤禁例有尺中脉迟、尺中脉微禁用，也可资佐证。"紧"指脉的紧张状态，与弦脉相似而如转索有力。

②伤寒：太阳病无汗脉紧，象征寒性凝敛，故名为伤寒。此属狭义伤寒，不是泛指外感热病的广义伤寒。

> 伤寒一日，太阳受之。脉若静者，为不传。颇欲吐，若躁烦，脉
> 数急者，为传也。

外感风寒之邪一日，入太阳经。如果脉气微，则没有向其他经发展。如果想吐，或是出现了烦躁，浮脉变成了数急之脉，就说明病向里转变了。

> 伤寒二三日，阳明、少阳证不见者，为不传也。

外感病两三日，已到邪传阳明、少阳之期，若不见阳明、少阳病的证候，而只见太阳病证候，表示病未转变。

======延伸阅读===================================

感冒患者饮食宜忌

感冒，俗称伤风。一般感冒系病毒感染，症状较轻；流行性感冒，系流行性感冒杆菌致病，症状较重。多因气候变化、寒暖失常、机体抵抗力减弱时发病。一般感冒的主要症状是头痛、恶寒、鼻塞、流涕，有时咽痛、咳嗽或体温升高。如果为流感，则高热、头痛、四肢疼痛较重，咽痛、咳嗽较甚，或伴有恶心呕吐、腹泻等消化道症状，并有流行趋势。

中医对于感冒有风寒型、风热型之分：风寒型感冒的症状为恶寒重，发热轻，头痛无汗，舌苔薄白，鼻塞、流涕，咳痰清稀；风热型感冒的症状为发热重，恶寒轻，有汗，舌苔薄黄，咽痛口干，咳痰黄稠。

一般感冒初起，如属风寒型，可参照辛温解表方法，适当进食葱、姜等辛温发散之物，保暖取微汗，可收到较好的效果；如属风热型，可参照辛凉解表方法，适当进食辛凉发散的食物，如萝卜、芥菜等，或以薄荷、金银花泡茶。如果是流感，体温较高，烦渴咽干者，可进食清凉多汁的食物，

如莲子、百合、荸荠等。

　　患风寒感冒期间，忌吃一切滋补、油腻、酸涩的食物，如猪肉、羊肉、鸭肉、鸡肉、糯米饭、麦冬、人参、阿胶、龙眼、乌梅以及各种海鲜等；还应忌食寒凉性食物，如柿子、柿饼、豆腐、绿豆芽、螺蛳、蚬肉、生萝卜、生藕、生梨、罗汉果、薄荷、金银花、白菊花、胖大海等。

　　感冒期间，全身疼痛乏力，肠胃功能不佳时，宜食稀粥、面条、软饭、新鲜蔬果及富含维生素 C 的食物，以补充因发热所造成的营养素损失，进而增强抗病能力。

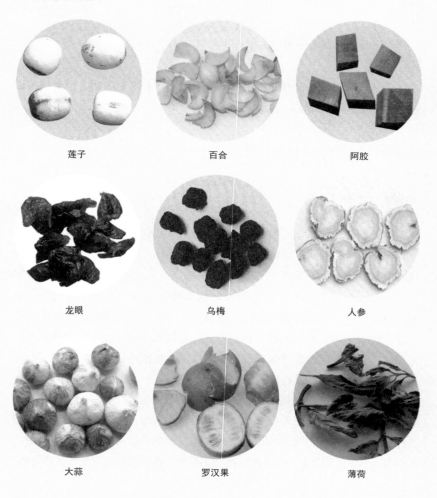

莲子　　　　　　　百合　　　　　　　阿胶

龙眼　　　　　　　乌梅　　　　　　　人参

大蒜　　　　　　　罗汉果　　　　　　薄荷

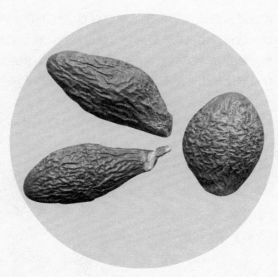

胖大海

感冒发烧期间，禁忌酒类；风热型感冒及流感，应忌酸辣动火食物；肠胃功能不佳时，忌吃油腻、黏滞食物；服药期间当忌膻腥异味，以免引起不良反应。

======原文➔译文 =================================

> 太阳病，发热而渴，不恶寒者，为温病①。若发汗已，身灼热②者，名曰风温③。风温为病，脉阴阳俱浮，自汗出，身重，多眠睡，鼻息必鼾④，语言难出。若被下者，小便不利，直视失溲⑤；若被火⑥者，微发黄色，剧则如惊痫，时瘛疭⑦；若火熏之⑧，一逆⑨尚引日，再逆促命期。

太阳病，只发热口渴，不畏寒的，就叫作温病。如果在使用发汗的方法以后，热势更高如同烧灼一样，名叫风温。风温的证候特点是尺脉和寸脉都见浮象，自动出汗，身体沉重，经常睡眠，呼吸时鼻有鼾声，而且语言困难。假使误用下法，便会引起小便不利，两眼直视，甚至大小便失禁。假使误用火法，轻则导致皮肤发黄，重则引起如同惊痫的症状，时时手足抽搐痉挛。倘若再用火熏的方法，那就误上加误了。每次错误的治疗，病证虽重，还不至于马上死亡；再次误治，生命危险就迫在眉睫了。

=====注释===

①**温病**：广义伤寒之一。

②**灼热**：形容身热很高，如同烧灼。

③**风温**：温病误用致使辛温发汗后的变证，与后世的外感风温病不同。

④**鼾**：呼吸时鼻中发出的响声。

⑤**失溲**：《仓公传》："使人不得前后溲。"又"难于大小溲"。这里的失溲，含有大小便自遗的意思。

⑥**被火**：误用火法治疗。火法包括烧针、艾灸、熏、熨等。

⑦**瘈疭**：手足抽搐痉挛。

⑧**若火熏之**：形容肤色发黄而晦暗，如烟火熏灼的一般。

⑨**逆**：治疗上的错误。

=====原文→译文 ===================================

> 病有发热恶寒者，发于阳也；无热恶寒者，发于阴也。发于阳者，七日愈，发于阴者，六日愈，以阳数七、阴数六故也。

患外感病，若有发热畏寒的症状出现，是病在阳经的表现；若有无热畏寒的症状出现，是病在阴经的表现。病在阳经的，大约七日可以痊愈；病在阴经的，大约六日可以痊愈。这是七属于阳数、六属于阴数的缘故。

> 太阳病欲解时，从巳至未①上。

太阳病将要解除的时间，在上午九时到下午三时之间。

========注释=================================

①从巳至未：巳，上午九时至十一时；未，下午一时至三时。从巳至未，
即从九时至十五时。

========原文➡译文 =============================

风家①表解而不了了②者，十二日愈。

容易患太阳中风的人，表证解除后，身体仍感不适者，需等待一定的
时日，至正气恢复，则可痊愈。

========注释=================================

①风家：凡"家"字，皆指宿病而言，此处只作太阳中风证。

②不了了：就是不清楚、不轻快的意思。

========原文➡译文 =============================

太阳中风，阳浮而阴弱①，阳浮者，热自发，阴弱者，汗自出；
啬啬②恶寒，淅淅③恶风，翕翕发热④，鼻鸣⑤干呕⑥者，桂枝汤主之。

太阳中风证，脉象寸浮而尺弱，寸脉浮的，自有发热，尺脉弱的，自
会汗出。病人啬啬然恶寒，淅淅然恶风，发热得好像皮毛披覆在身上一
样，并伴有鼻息鸣响和干呕等症状，可用桂枝汤治疗。

①**阳浮而阴弱**：有释为病机，有释为脉象，两说俱可通。主脉者又有浮沉与尺寸两种意见，根据本条及其他有关条文的内容相衡，应以寸浮尺弱的解释理由为优。

②**啬啬**：悭吝畏怯貌，形容恶寒畏缩的状态。

③**淅淅**：风声，如冷雨凉风侵入肌肤的感觉。

④**翕翕发热**：形容发热的轻浅，患者感觉像羽毛披覆在身上一样。

⑤**鼻鸣**：鼻中窒塞，气息不利而发出的鸣响。

⑥**干呕**：呕而无物，叫作干呕。

原文→译文

桂枝汤方

桂枝三两（去皮），芍药三两，甘草二两（炙），生姜三两（切），大枣十二枚（擘）。

上五味，咀①三味，以水七升，微火②煮取三升，去滓，适寒温③服一升，服已须臾，歠④热稀粥一升余，以助药力。温覆⑤令一时许，遍

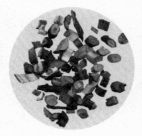

桂枝

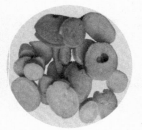

芍药

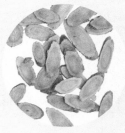
甘草

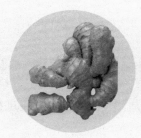
生姜

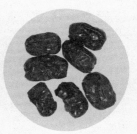
大枣

身漐漐⑥微似有汗者益佳，不可令如水流漓，病必不除。若一服汗出病差，停后服，不必尽剂；若不汗，更服，依前法；又不汗，后服小促役其间⑦，半日许，令三服尽；若病重者，一日一夜服，周时⑧观之。服一剂尽，病证犹在者，更作服；若汗不出者，乃服至两三剂。禁生冷，黏滑，肉面，五辛⑨，酒酪，臭恶等物。

=======注释=================================

①咀：古代的制剂法。古代无铁器，将药用口咬细，如黄豆大，入水煎煮，现在多用刀刃切成饮片。

②微火：取和缓不猛的火力，使不沸溢。

③适寒温：使冷热适当。

④歠：方中行曰："大饮也。"就是大口喝的意思。

⑤温覆：覆盖衣被，使周身温暖，以助出汗。

⑥漐漐：《通雅》云："小雨不辍也。"形容微汗潮润之状。

⑦小促役其间：略缩短服药间隔时间。

⑧周时：一日一夜二十四小时，称为周时。

⑨五辛：《本草纲目》：大蒜、小蒜、韭、胡荽、芸薹。

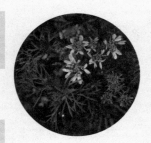
胡荽

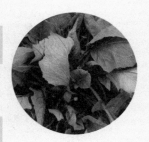
芸薹

> 太阳病，头痛发热，汗出恶风，桂枝汤主之。

太阳病，只要有头痛、发热、汗出、畏风症状出现的，用桂枝汤治疗。

> 太阳病，项背强几几①，反汗出恶风者，桂枝加葛根汤主之。

太阳病，项部连背部强直拘急，俯仰不得自如，反而出汗畏风的，用桂枝加葛根汤治疗。

桂枝加葛根汤方

葛根四两，芍药二两，甘草二两，生姜三两，大枣十二枚（切），桂枝三两（擘），去皮麻黄三两，去节。

上七味，以水一斗，先煮麻黄、葛根，减二升，去上沫，内诸药，煮取三升，去滓，温服一升。覆取微似汗，不须吸粥，余如桂枝法及禁忌。

臣等谨按仲景本论，太阳中风自汗用桂

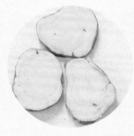

葛根

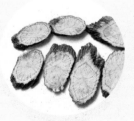

芍药

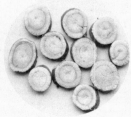

甘草

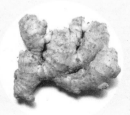

生姜

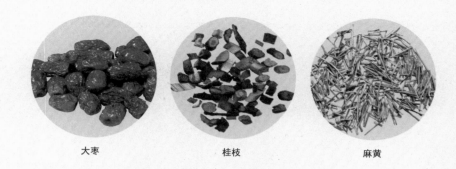

| 大枣 | 桂枝 | 麻黄 |

枝，伤寒无汗用麻黄，今证云汗出恶风，而方中有麻黄，恐非本意也。第三卷有葛根汤证云：无汗恶风，正与此方同，是合用麻黄也。此云桂枝加葛根汤，恐是桂枝中但加葛根耳。

══════注释═══════════════════════════════

①几几：俯仰不自如貌。《素问·刺腰痛论》曰："腰痛挟脊而痛至头，几几然。"

══════原文→译文 ════════════════════════════

太阳病，下之后，其气上冲①者，可与桂枝汤方，用前法。若不上冲者，不得与之。

太阳病，误用了泻下药之后，病人自觉胸中有气逆上冲感觉的，可以用桂枝汤治疗，服药方法同前所述。若误下后没有气逆上冲感觉的，则不能用桂枝汤治疗。

══════注释═══════════════════════════════

①其气上冲：病人自觉胸中有气上冲。

太阳病三日，已发汗，若吐、若下、若温针①，仍不解者，此为坏病②，桂枝不中与③之也。观其脉证，知犯何逆，随证治之。桂枝本为解肌④，若其人脉浮紧，发热汗不出者，不可与之也。常须识⑤此，勿令误也。

太阳病三日，已经用过发汗法，又用过涌吐，或攻下，或温针等治法，而病仍不解的，这是治疗不当，成为"坏病"，桂枝汤是不适用的。应当了解其脉象变化，通过具体分析，得出病变矛盾的主要方面，然后随证选择治疗方法。桂枝汤本来的作用是解除肌表之邪，假使病人的脉象浮紧，发热而无汗的，不可用桂枝汤。应常记着桂枝汤的宜忌，不要犯使用不当的错误。

======注释 ======================================

①温针：针灸的一种方法，用针针于一定穴内，以艾裹针体而蒸烧之，以冀发汗。

②坏病：因治疗错误致病情发生恶化，证候变乱，而不能称其名者。

③不中与：不中用的意思。

④解肌：解散肌表之邪，也属发汗的范畴，但与开表发汗不同。

⑤识：读"志"，记。

======原文➜译文 ======================================

若酒客①病，不可与桂枝汤，得之则呕，以酒客不喜甘故也。

平素嗜酒的人，若患了太阳中风证，不应用桂枝汤治疗。若误用了桂枝汤，就会出现呕吐，这是嗜酒的人多湿热内蕴，而桂枝汤是辛甘温之剂，用后更助热留湿的缘故。

=======注释===================================

①**酒客**：平素嗜好饮酒的人。

=======原文➡译文 =================================

喘家①，作桂枝汤加厚朴、杏子仁，佳。

素有喘病的人，因感外邪而喘，治以桂枝汤加厚朴、杏仁，颇有效果。

桂枝加厚朴杏子汤方

于桂枝汤方内，加厚朴二两，杏仁五十个（去皮、尖）。余依前法。

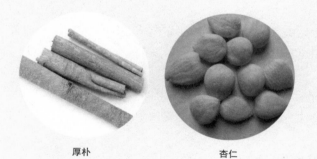

厚朴   杏仁

======注释===================================

①**喘家**：素有喘病的人。

红糖胡桃泥治哮喘

红糖胡桃泥，对哮喘病有治疗作用。尤其适合治疗儿童哮喘。因为它没有打针吃药的痛苦，像吃零食一样就把病治了。方法是：胡桃 8 个，去掉硬壳，取胡桃仁压碎，放入适量红糖拌匀，用开水冲服即可。每日 1 剂，晚上服用。

红糖胡桃泥能做到肺、肾、脾三脏齐补。胡桃性味甘温，能补肾助阳、补肺敛肺、镇咳化痰，适合肺肾两虚型咳嗽；而红糖甘温，能补脾养胃、强中益气，使人正气足。所以，每晚食红糖胡桃泥可平喘，让人睡得安稳。

======原文➡译文 ====================================

> 凡服桂枝汤吐者，其后必吐脓血也。

凡是内热炽盛的病人，若服用桂枝汤而发生呕吐的，以后还会吐脓血。

> 太阳病，发汗，遂漏①不止，其人恶风，小便难②，四肢微急③，难以屈伸者，桂枝加附子汤主之。

太阳病，发汗太过，导致汗出淋漓不止，病人怕冷，小便少，四肢微感拘急疼痛、屈伸困难的，用桂枝加附子汤治疗。

桂枝加附子汤方

桂枝三两（去皮），芍药三两，甘草三两（炙），生姜三两（切），大枣十二枚（擘），附子一枚（炮，去皮，破八片）。

上六味，以水七升，煮取三升，去滓，温服一升。本云桂枝汤，今加附子，将息如前法。

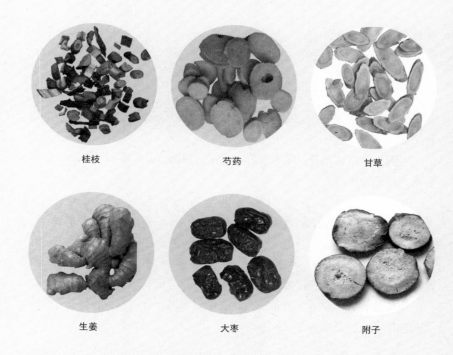

桂枝　　　　　芍药　　　　　甘草

生姜　　　　　大枣　　　　　附子

====== 注释 ==

①漏：渗泄不止的意思，在这里形容汗出不断。

②小便难：小便不通畅。

③急：拘急，屈伸运动不得自如。

====== 原文→译文 ==

太阳病，下之后，脉促胸满者，桂枝去芍药汤主之。若微恶寒者，桂枝去芍药加附子汤主之。

太阳病，误用攻下法之后，有脉象急促、短促，胸部胀闷症状出现的，用桂枝去芍药汤治疗。如果有微微畏寒症状出现的，用桂枝去芍药加附子汤治疗。

桂枝去芍药汤方

桂枝三两（去皮），甘草二两（炙），生姜三两（切），大枣十二枚（擘）。

上四味，以水七升，煮取三升，去滓，温服一升。本云桂枝汤，今去芍药，将息如前法。

桂枝去芍药加附子汤方

桂枝三两（去皮），甘草二两（炙），生姜三两（切），大枣十二枚（擘），附子一枚（炮，去皮，破八片）。

上五味，以水七升，煮取三升，去滓，温服一升。本云桂枝汤，今去芍药加附子，将息如前法。

太阳病，得之八九日，如疟状①，发热恶寒，热多寒少，其人不呕，清便欲自可②，一日二三度发。脉微缓③者，为欲愈也。脉微而恶寒者，此阴阳俱虚④，不可更发汗、更下、更吐也；面色反有热色⑤者，未欲解也，以其不能得小汗出，身必痒，宜桂枝麻黄各半汤。

太阳病，已经得了八九日，病人发热怕冷，发热的时间较长，怕冷的时间较短，一日发作两三次，似疟疾般，病人不呕吐，大小便正常，即邪气郁滞在表的表现。此时，若脉象渐趋调匀和缓的，是邪气去、正气复的征象，疾病即将痊愈。若脉象微弱而怕冷的，这是表里阳气皆虚，可能系误用汗、吐、下法所致，因此，就不能再用发汗、攻下、涌吐的方法治疗了。若病人面部反而出现红色，表明邪气仍郁滞在肌表，未能随汗出而解除，病人皮肤还一定有瘙痒的症状，适宜用桂枝麻黄各半汤治疗。

桂枝麻黄各半汤方

桂枝一两十六铢（去皮），芍药、生姜（切）、甘草（炙）、麻黄（去节）各一两，大枣四枚（擘），杏仁二十四枚（汤浸，去皮尖及两仁者）。

上七味，以水五升，先煮麻黄一两沸，去上沫，内诸药，煮取一升八合，去滓，温服六合。本云桂枝汤三合，麻黄汤三合，并为六合，顿服，将息如上法。

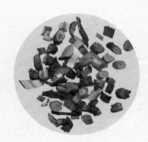

桂枝

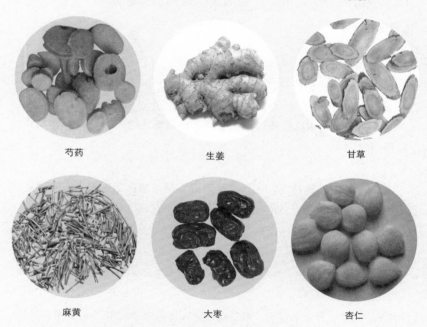

芍药　　　　　生姜　　　　　甘草

麻黄　　　　　大枣　　　　　杏仁

臣亿等谨按桂枝汤方，桂枝、芍药、生姜各三两，甘草二两，大枣十二枚。麻黄汤方，麻黄三两，桂枝二两，甘草一两，杏仁七十个。今以算法约之，二汤各取三分之一，即得桂枝一两十六铢，芍药、生姜、甘草各一两，大枣四枚，杏仁二十三个另三分枚之一，收之得二十四个，合方。详此方乃三分之一，非各半也，宜云合半汤。

======注释==

①如疟状：寒热发作的情况，好像疟疾一样。

②清便欲自可："清"同"圊"，古代称路厕为"行清"。清便欲自可，就是大小便尚能如常的意思。

③脉微缓：微与洪相对，缓与紧相对，微缓就是不洪不紧而柔和的意思。

④阴阳俱虚：这里的"阴阳"，指表里而言，谓表里都虚。

⑤热色：红色。

======原文➡译文 ==

太阳病，初服桂枝汤，反烦不解者，先刺风池①、风府②，却与桂枝汤则愈。

太阳病，服了桂枝汤，不仅表证未解，反而增添了烦闷不安的感觉，此乃邪气郁滞太甚所致。治疗应当先针刺风池穴、风府穴，以疏经泄邪，然后再服用桂枝汤就可以痊愈。

======注释==

①风池：穴名，位于后脑勺、后枕部两侧入发际1寸的凹陷中，是足少阳胆经穴，可治热病汗不出、偏正头痛、颈项强直等症。

②风府：穴名，在项后入发际1寸，枕骨与第一颈椎之间，是督脉经的穴位，可治中风、偏枯、头疼项强等症。

> 服桂枝汤，大汗出，脉洪大①者，与桂枝汤，如前法。若形似疟，一日再发者，汗出必解，宜桂枝二麻黄一汤。

服了桂枝汤以后，大汗淋漓，脉象洪大，表证仍在，仍可用桂枝汤，应遵照服药的调护方法。假如恶寒发热似疟，一日两次发作的，须得汗始解，宜用桂枝二麻黄一汤。

桂枝二麻黄一汤方

桂枝一两十七铢（去皮），芍药一两六铢，麻黄十六铢（去节），生姜一两六铢（切），杏仁十六个（去皮、尖），甘草一两三铢（炙），大枣五枚（擘）。

上七味，以水五升，先煮麻黄一二沸，去上沫，内诸药，煮取二升，去滓，温服一升，日再服。本云桂枝汤二分，麻黄汤一分，合为二升，分再服，今合为一方，将息如前法。

臣亿等谨按桂枝汤方，桂枝、芍药、生姜各三两，甘草二两，大枣十二枚。麻黄汤方，麻黄三两，桂枝二两，甘草一两，杏仁七十个。今以算法约之，桂枝取十二分之五，即得桂枝、芍药、生姜各一两六铢，甘草二十铢，大枣五枚。麻黄汤取九分之二，即得麻黄十六铢，桂枝十铢三分铢之二，收之得十一铢，甘草五铢三分铢之一，收之得六铢，杏仁十五个九分枚之四，收之得十六个。二汤所取相合，即共得桂枝一两十七铢，麻黄十六铢，生姜、芍药各一两六铢，甘草一两二铢，大枣五枚，杏仁十六个，合方。

======注释================================

① **脉洪大**：脉形盛大如洪水泛滥，宽洪满指，但来盛去衰。

> 服桂枝汤，大汗出后，大烦渴不解^①，脉洪大者，白虎加人参汤主之。

太阳中风证，服了桂枝汤后，出很多汗，病人心烦口渴得很厉害，饮水不能缓解，脉象洪大症状的，为邪传阳明，热盛而津伤，用白虎加人参汤主治。

白虎加人参汤方

知母六两，石膏一斤（碎，绵裹），甘草二两（炙），粳米六合，人参三两。

上五味，以水一斗，煮米熟汤成，去滓，温服一升，日三服。

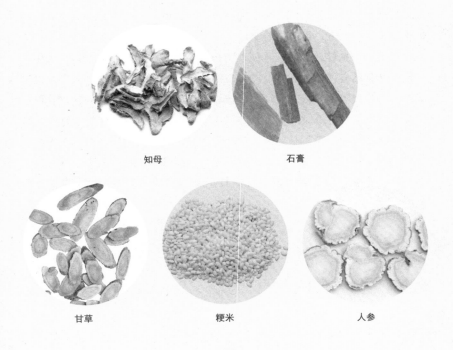

知母　　　　　　　　　　石膏

甘草　　　　　　粳米　　　　　　人参

①**大烦渴不解**：烦是心烦，渴是口渴，大是形容烦渴得厉害，不解是病未愈的意思。

=====原文→译文===========================

> 太阳病，发热恶寒，热多寒少；脉微弱者，此无阳也，不可发汗；宜桂枝二越婢①一汤。

太阳病，发热怕冷，发热的时间长，怕冷的时间短，一日发作两三次，并见心烦、口渴的，为表郁兼内热之证，可用桂枝二越婢一汤治疗。若病人脉象微弱的，这是阳气虚弱，发汗法不能治愈。

桂枝二越婢一汤方

桂枝（去皮）、芍药、麻黄、甘草（炙）各十八铢，大枣四枚（擘），生姜一两三钱（切），石膏二十四铢（碎，绵裹）。

上七味，以水五升，煮麻黄一两沸，去上沫，内诸药，煮取二升，去滓，温服一升。本云当裁为越婢汤桂枝汤合之饮一升，今合为一方，桂枝汤二分，越婢汤一分。

臣亿等谨按桂枝汤方，桂枝、芍药、生姜各三两，甘草二两，大枣十二枚。越婢汤方，麻黄二两，生姜三两，甘草二两，石膏半斤，大枣十五枚。今以算法约之，桂枝汤取四分之一，即得桂枝、芍药、生姜各十八铢，甘草十二铢，大枣三枚。越婢汤取八分之一，即得麻黄十八铢，生姜九铢，甘草六铢，石膏二十四铢，大枣一枚八分之七，弃之，二汤所取相

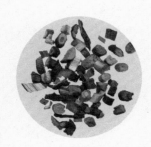

桂枝

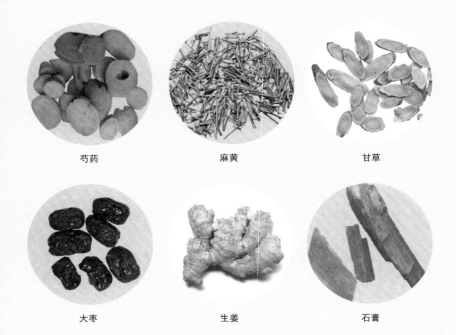

芍药　　　　　　　　麻黄　　　　　　　　甘草

大枣　　　　　　　　生姜　　　　　　　　石膏

合，即共得桂枝、芍药、甘草、麻黄各十八铢，生姜一两三铢，石膏二十四铢，大枣四枚，合方。旧云桂枝三，今取四分之一，即当云桂枝二也。越婢汤方见仲景杂方中，《外台秘要》一云起脾汤。

=====注释===

①越婢："婢"与"脾"古字通用，《玉函经》方后煎法，二"婢"字均作"脾"，可证。成注：发越脾气，通行津液。

=====原文→译文 ==

服桂枝汤，或下之，仍头项强痛，翕翕发热，无汗，心下满微痛，小便不利者，桂枝去桂加茯苓白术汤主之。

服了桂枝汤，或使用了泻下法后，病人仍然头痛，项部拘急不柔和，犹如皮毛覆盖在身上一样发热、无汗，胃脘部胀满、微感疼痛，小便不通畅的，用桂枝汤去桂枝加茯苓白术汤主治。

伤寒，脉浮，自汗出，小便数，心烦，微恶寒，脚挛急①，反与桂枝汤欲攻其表，此误也。得之便厥②，咽中干，烦躁吐逆者，作甘草干姜汤与之，以复其阳；若厥愈足温者，更作芍药甘草汤与之，其脚即伸；若胃气不和，谵语③者，少与调胃承气汤；若重发汗，复加烧针者，四逆汤主之。

伤寒病，出现脉浮、自汗出、小便频数、心烦、轻微怕冷、两小腿肚拘急疼痛且难以屈伸症状的，是太阳中风兼阳虚阴亏证，治当扶阳解表，如果反而单用桂枝汤来解表，就是错误的治法。服药后就会出现四肢冰冷、咽喉干燥、烦躁不安、呕吐等症状，是误治导致阴阳两虚。治疗应该先给予甘草干姜汤，使阳气恢复；若服了甘草干姜汤后四肢厥冷转愈而见两腿温暖的，说明阳气已复。然后再给予芍药甘草汤来复阴，阴液恢复，病人两小腿肚拘急疼痛症状即可解除，两腿即可自由伸展。若误汗伤津，致肠胃燥实而气机不调和，有谵言妄语等症出现的，可以少量调胃承气汤治疗。若反复发汗，再加上用烧针强迫发汗，汗多亡阳，导致少阴阳衰的，应当用四逆汤主治。

甘草干姜汤方

甘草四两（炙），干姜二两（炮）。
上二味，以水三升，煮取一升五合，去滓，分温再服。

芍药甘草汤方

白芍药、甘草各四两（炙）。
上二味，以水三升，煮取一升五合，去滓，分温再服。

调胃承气汤方

大黄四两（去皮），用陈米酒洗甘草二两，炙芒硝半升。

以上三味药，用水三升，先加入大黄、甘草，煎煮成一升，去掉药渣，再加入芒硝，然后放在火上稍煮至开即成，每次温服少量。

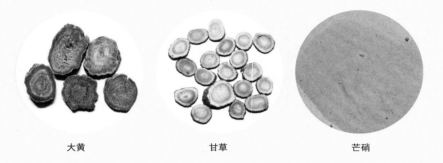

| 大黄 | 甘草 | 芒硝 |

四逆汤方

甘草二两，干姜一两半（炙），附子一枚（用生的，去皮，破成八片）。

以上三味药，用水三升，煎煮成一升二合，去掉药渣，分两次温服。身体强壮的人可以用大的附子一枚，干姜三两。

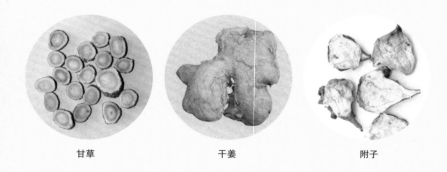

| 甘草 | 干姜 | 附子 |

①挛急：伸展不利。

②厥：手足发冷。

③谵语：神昏妄言，也就是说胡话。

======原文→译文 =====================================

> 问曰：证象阳旦，按法治之而增剧，厥逆，咽中干，两胫①拘急而谵语。师曰：至夜半手足当温，两脚当伸。后如师言，何以知此？答曰：寸口脉浮而大，浮则为风，大则为虚，风则生微热，虚则两胫挛，病证象桂枝，因加附子参其间，增桂令汗出，附子温经，亡阳故也。厥逆咽中干，烦躁，阳明内结，谵语烦乱，更饮甘草干姜汤；夜半阳气还，两足当热，胫尚微拘急，重与芍药甘草汤，尔乃胫伸；以承气汤微溏，则止其谵语，故知病可愈。

问：病人的症状像桂枝汤证，按照桂枝汤证的治法进行治疗，结果病情反而加剧，出现四肢冰冷、咽喉干燥、两小腿肌肉拘急疼痛的症状，甚至出现胡言乱语的表现。老师预测到了病人半夜手足会变得温暖，两腿会舒展，病情后来的发展果然如老师说的那样，他是怎么知道的呢？

老师答：病人寸口脉搏浮而大，浮是感受风邪，大是虚的表现，感受风邪就会产生轻微发热，正气虚弱就会出现两小腿肌肉拘挛疼痛。虽然症状很像桂枝汤证，其实不是桂枝汤证，而是太阳中风兼阴阳两虚证。因此，在治疗时必须用桂枝汤加附子以温经发汗。但是医生如果单用桂枝汤发汗，就会导致汗出亡阳，并兼阴液亏虚，从而出现四肢冰冷、咽喉干燥、烦躁等症状。治疗时先给予甘草干姜汤，服药后阳气于半夜恢复，两腿由厥冷转为温暖；而两小腿肌肉拘挛疼痛尚未解除，于是再给予芍药甘草汤，服药后，阴液得复，两脚则可自由伸展了。若误汗伤阴，导致阳明燥屎内结，就会出现谵语、心中烦乱不安等症，应当用承气汤攻下里实，服药后大便微见溏泻的，为燥屎得去，谵语等症也会停止，疾病即可痊愈。

======注释=================================

①胫：小腿，从膝盖到脚跟的一段。

======延伸阅读==============================

防治风寒感冒偏方

生姜红糖饮

原料　生姜10克，红糖15克。

制法　生姜切丝，以沸水冲泡，加盖闷5分钟左右，再放入红糖，调匀即成。

功效　疏散风寒，健中和胃。

用法　趁热顿服，每日1次。服食后宜卧床，盖被取汗。

适用　风寒感冒。

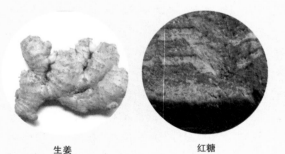

生姜　　　　　　　　　红糖

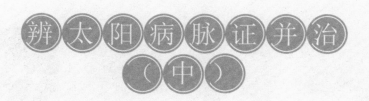

辨太阳病脉证并治（中）

=======本篇精华==

太阳病的治疗方法。

=======原文➜译文 ==

太阳病，项背强几几，无汗恶风，葛根汤主之。

太阳病，项背部拘紧不柔和，不能自如俯仰，且无汗畏风的，用葛根汤治疗。

葛根汤方

葛根四两，麻黄三两（去节），桂枝二两（去皮），生姜三两（切），甘草二两（炙），芍药二两，大枣十二枚（擘）。

上七味，以水一斗，先煮麻黄、葛根，减二升，去白沫，内诸药，煮取三升，去滓，温服一升，复取微似汗，余如桂枝法将息及禁忌，诸汤皆仿此。

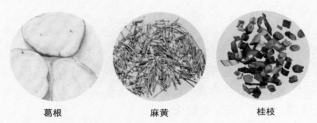

葛根　　　　　　麻黄　　　　　　桂枝

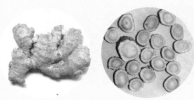
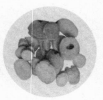
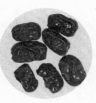

生姜　　　　　甘草　　　　　芍药　　　　　大枣

太阳与阳明合病①者，必自下利，葛根汤主之。

太阳与阳明两经同时感受外邪而发病，出现发热、畏寒、头痛无汗等，又见腹泻症状的，用葛根汤主治。

========注释===

①合病：两经或三经证候同时出现，叫作合病。

========原文➜译文 ===

太阳与阳明合病，不下利，但呕者，葛根加半夏汤主之。

太阳与阳明合病，没有腹泻，只有呕吐症状的，用葛根加半夏汤治疗。

葛根加半夏汤方

葛根四两，麻黄三两（去节），甘草二两（炙），芍药二两、桂枝二两（去皮），生姜三两（切），半夏半升（洗），大枣十二枚（擘）。

上八味，以水一斗，先煮葛根、麻黄，减二升，去白沫，内诸药，煮取三升，去滓，温服一升，覆取微似汗。

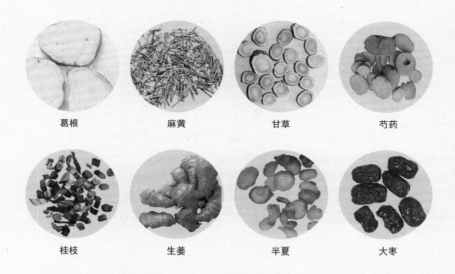

| 葛根 | 麻黄 | 甘草 | 芍药 |
| 桂枝 | 生姜 | 半夏 | 大枣 |

太阳病，桂枝证，医反下之，利遂不止，脉促①者，表未解也；喘而汗出者，葛根黄芩黄连汤主之。

太阳病，症属桂枝汤证，本当用汗法，医生却反用下法，导致腹泻不止，脉象急促、短促的，是表证尚未解除的表现。若出现气喘、汗出等内热证的，用葛根黄芩黄连汤治疗。

葛根黄芩黄连汤方

葛根半斤，甘草二两（炙），黄芩二两，黄连三两。

上四味，以水八升，先煮葛根，减二升，内诸药，煮取二升，去滓，分温再服。

======注释=================================

①脉促：脉势急促。

> 太阳病，头痛发热，身疼腰痛，骨节疼痛，恶风，无汗而喘者，麻黄汤主之。

太阳病，头痛，发热，身体疼痛，腰痛，关节疼痛，怕风，无汗而气喘，脉浮紧的，属太阳伤寒证，用麻黄汤主治。

麻黄汤方

麻黄三两（去节），桂枝三两（去皮），甘草一两（炙），杏仁七十个（去皮、尖）。

上四味，以水九升，先煮麻黄，减二升，去上沫，内诸药，煮取二升半，去滓，温服八合，覆取微似汗，不须啜粥，余如桂枝法将息。

> 太阳与阳明合病，喘而胸满者，不可下，宜麻黄汤主之。

太阳与阳明同时感受外邪而发病，气喘而胸部胀闷者，表明表邪郁闭较甚，病情偏重于表，不可攻下，宜用麻黄汤发汗解表。

> 太阳中风，脉浮紧，发热恶寒，身疼痛，不汗出而烦躁者，大青龙汤主之。若脉微弱，汗出恶风者，不可服之；服之则厥逆①，筋惕肉瞤②，此为逆也。

太阳中风证，脉象浮紧，发热，恶寒，周身疼痛，汗不得出而烦躁不安的，用大青龙汤主治。假使脉象微弱，汗出且恶风的，不可服用大青龙汤；万一误服了，就会出现四肢厥冷，筋肉跳动的症状，这是因误治而病情加剧的表现。

大青龙汤方

麻黄六两（去节），桂枝二两（去皮），甘草二两（炙），杏仁四十枚（去皮、尖），生姜三两（切），大枣十二枚（擘），石膏如鸡子大（碎）。

上七味，以水九升，先煮麻黄，减二升，去上沫，内诸药，煮取三升，去滓，温服一升，取微似汗，汗出多者，温粉粉之。一服汗者，停后服，汗多亡阳，遂虚，恶风烦躁，不得眠也。

=======注释==

①厥逆：四肢厥冷。

②筋惕肉瞤：筋肉跳动，由于亡阳脱液，筋肉得不到煦濡所致。

=======原文➡译文===

伤寒脉浮缓，身不疼，但重，乍①有轻时，无少阴证②者，大青龙汤发之。

外感风寒之邪，症见脉象浮缓，身体不疼痛，仅感沉重，偶有减轻，若有发热、畏寒、无汗、烦躁等大青龙汤症表证，而又无少阴阳衰阴盛征象的，可以用大青龙汤发汗解表兼以清里。

=======注释==

①乍：偶尔。

②无少阴证：没有少阴阴盛阳虚的证候。

伤寒表不解①，心下有水气，干呕，发热而咳，或渴，或利，或
噎②，或小便不利，少腹满，或喘者，小青龙汤主之。

伤寒，表证未解，心胸之下有水饮之邪，病人干呕、发热、咳嗽，或
兼口渴，或兼下利，或兼噎塞，或兼小便不利、小腹胀满，或兼气喘等，
用小青龙汤治疗。

①表不解：表证还没有解除。
②噎：食时发生噎塞。

小青龙汤方

麻黄（去节）、芍药、细辛、干姜、甘草（炙）、桂枝各三两（去
皮），五味子半升，半夏半升（洗）。

上八味，以水一斗，先煮麻黄，减二升，去上沫，内诸药，煮取三
升，去滓，温服一升。若渴，去半夏加瓜蒌根三两。若微利，去麻黄加荛
花如一鸡子熬令赤色。若噎者，去麻黄加附子一枚，炮。若小便不利少腹
满者，去麻黄加茯苓四两。若喘，去麻黄加杏仁半升，去皮、尖。且荛花
不治利，麻黄主喘，今此语反之，疑非仲景意。

臣亿等谨按小青龙汤大要治水。又按《本草》荛花下十二水，若水去
利则止也。又按《千金方》形肿者应内麻黄，乃内杏仁者，以麻黄发其阳
故也，以此证之，岂非仲景意也。

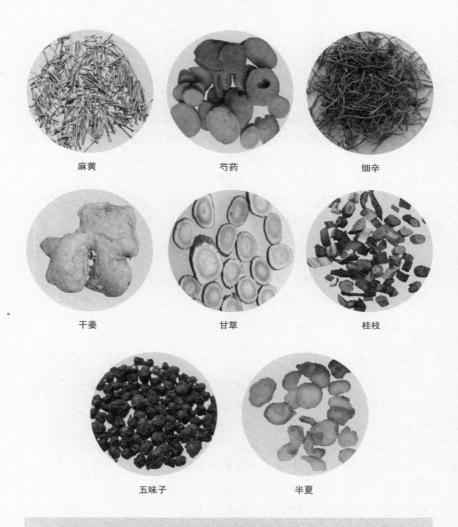

麻黄　　　　　　　　芍药　　　　　　　　细辛

干姜　　　　　　　　甘草　　　　　　　　桂枝

五味子　　　　　　　半夏

　　伤寒，心下有水气，咳而微喘，发热不渴；服汤已，渴者，此寒去欲解也；小青龙汤主之。

　　外感病，表证未解，水饮停聚，出现咳嗽、气喘、发热、畏寒、口不渴的，可用小青龙汤治疗。若服小青龙汤后口渴的，是外寒得去，内饮得化，是病情将要解除的征象。

咳嗽、多痰的穴位疗法

症状原因： 咳嗽、多痰是由感冒、支气管炎等呼吸道疾病造成的。感冒多半是由呼吸道病毒感染引起的，医学上统称为"上呼吸道感染"。既然是上呼吸道，那就不只是鼻咽部症状，如打喷嚏、流清涕、咽喉痛等，还常有刺激性的干咳。如果继发细菌感染，侵犯气管黏膜，那就是急性气管-支气管炎。这时咳嗽就会加剧，还有黏痰或黄稠的脓性痰，气管有炎症存在时，痰不断产生。

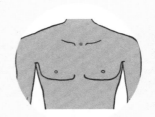

天突穴

缓解方法： 建议通过穴位刺激法治疗。可以每日温灸穴位每次，直至症状消除。

主要穴位： 天突穴、膻中穴、尺泽穴、丰隆穴、鱼际穴。

操作步骤：

天突穴 找法：锁骨正中连接处的凹陷部位。刺激方法：用中指指腹按住该处上下移动3～5回，重复3～7回。此外，还可用电暖宝隔着内衣纵向贴在此穴位处。每日1次。

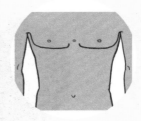

膻中穴

膻中穴 找法：左右乳头连线的正中间。刺激方法：用中指指腹对此穴位进行上下的往复式按压。每往复3～5回为1次，重复3～7次。

尺泽穴 找法：位于人体肘内侧横纹上偏外侧一个拇指宽的凹陷处。刺激方法：用一手拇指，用力点住对侧尺泽穴，慢慢揉动数十次。再换手按另一边。刺激此穴能够起到清肺泻火、治疗咳嗽的作用，特别适合治疗感冒后咳嗽咳痰等症状。

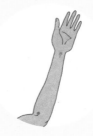

尺泽穴

丰隆穴 找法：外踝上8寸（1寸≈3.3厘

米），胫骨前缘外侧1.5寸，胫腓骨之间。刺激方法：用拇指或中指端揉之1～3分钟。治疗痰多、气喘等症状。

鱼际穴　找法：位于手掌大鱼际部的中点处，靠近第一掌骨的边缘处。刺激方法：拇指立起，用指尖用力点按至出现明显的酸胀感。持续点压3分钟，每日2次。可泻肺热，止咳祛痰。

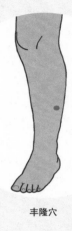
丰隆穴

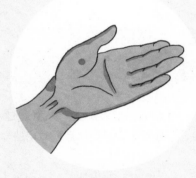
鱼际穴

======原文➡译文 =================================

太阳病，外证①未解，脉浮弱者，当以汗解，宜桂枝汤。

太阳病，在外的表证未解，脉象浮弱的，仍然应当用汗法治疗，宜用桂枝汤。

======注释=======================================

①外证：就是表证。《淮南子·精神训》说："外为表而内为里。"有人认为外症的含义较广，表证的含义较狭。其实外与内相对而言，与表里并

没有大的区别。

太阳病，下之微喘者，表未解故也，桂枝加厚朴、杏仁汤主之。

太阳表证，误用攻下法，表证未除，而又出现轻度气喘的，这是表邪郁闭、内迫于肺的缘故，用桂枝加厚朴杏仁汤主治。

太阳病，外证未解，不可下也，下之为逆，欲解外者，宜桂枝汤。

太阳病，当表证没有解除的时候，切不可用泻下的方法。如果使用下法，就违反了治疗规律而使病变加剧。想要解除表证，宜用桂枝汤。

太阳病，先发汗不解，而复下之，脉浮者不愈。浮为在外，而反下之，故令不愈。今脉浮，故在外，当须解外则愈。宜桂枝汤。

太阳病，发汗后表证未解，如果病人脉浮，用泻下的方法必定没有效果。脉浮，病在外，反而用下法，病自然不愈。宜用桂枝汤解表，自会痊愈。

太阳病，脉浮紧，发热，身无汗，自衄者愈。

太阳表证，脉象浮紧，发热，周身无汗，如果发生自动鼻衄的，就可以痊愈。

脉浮数者，法当汗出而愈，若下之，身重心悸者，不可发汗，当自汗出乃解。所以然者，尺中脉微，此里虚，须①表里实，津液自和，便自汗出愈。

脉象浮数的，照理应当使邪气从汗出而解，倘若误用下法，以致发生身体重、心悸的，就不可再用发汗方法。应该等身体自动汗出，其病才得以解除。之所以是这样，是因为尺脉微弱，这是里气不足的标志，等待表里之气趋于恢复，津液通和，便会自动汗出而愈。

======注释===

①须：等待。

======原文→译文 ===

脉浮紧者，法当身疼痛，宜以汗解之；假令尺中迟者①，不可发汗。何以知其然，以荣气不足，血少故也。

脉象浮紧的，是太阳伤寒证的脉象，照理应当出现身体疼痛等太阳伤寒见证，宜用发汗法来解表祛邪。如果尺部脉迟的，则不能用发汗法。为什么呢？因为迟脉主营气不足、阴血虚少，发汗会更伤营血，引起变证。

======注释===

①尺中迟者：尺脉的至数一息不足四至，与紧相较，应是迟而无力。

======原文→译文 ===

脉浮者，病在表，可发汗，宜麻黄汤。

脉象浮，是病邪在表，可以用麻黄汤发汗。

脉浮而数者，可发汗，宜麻黄汤。

脉象浮而数的，主病在表，治疗可用发汗法，如见发热、畏寒、头身疼痛、无汗等太阳伤寒证的，适宜用麻黄汤。

病常自汗出者，此为荣气和，荣气和者，外不谐，以卫气不共荣气谐和故尔；以荣行脉中，卫行脉外，复发其汗，荣卫和则愈，宜桂枝汤。

病人经常自汗出的，这是营气和的表现；但营气虽和，而在外的卫气不和，由于卫气不能与营气谐和，所以常自汗出。由于营气行于脉中，卫气行于脉外，可以再用发汗的方法，使营卫趋于协调而愈，宜用桂枝汤。

病人脏无他病，时发热，自汗出而不愈者，此卫气不和也。先其时发汗则愈，宜桂枝汤。

病人内脏没有其他疾病，时而发热，自汗出而不能痊愈的，原因是卫气不和，不能卫外为固。可在病人发热汗出之前，用桂枝汤发汗，使营卫重趋调和，病则可愈。

伤寒，脉浮紧，不发汗，因致衄者，麻黄汤主之。

太阳伤寒，脉象浮紧，没有及时发汗，因而发生鼻衄的，可用麻黄汤治疗。

伤寒，发汗已解，半日许复烦，脉浮数者，可更发汗，宜桂枝汤。

伤寒发汗后，表证已经解除，过了半日，病人又发热烦扰，脉象浮数的，可以再用发汗，宜用桂枝汤。

凡病若发汗，若吐，若下，若亡血，亡津液，阴阳自和者，必自愈。

任何疾病，用发汗法，或涌吐法，或泻下法治疗，而致耗血、伤津液的，若阴阳能够自趋调和的，就一定会痊愈。

大下之后，复发汗，小便不利者，亡津液故也；勿治之，待小便利，必自愈。

经过峻烈的泻下之后，又用发汗的方法，以致小便不利的，是损伤了津液的缘故。此时不可再用利小便的方法去治疗，待到津液复而小便利，就可自然痊愈。

下之后，复发汗，必振寒①，脉微细。所以然者，以内外俱虚故也。

泻下之后，又行发汗，出现畏寒战栗、脉象微细的，这是误用了泻下法，导致阴阳俱虚的缘故。

======注释==================================

①振寒：战栗恶寒。

======原文➜译文 ==================================

下之后，复发汗，昼日烦躁不得眠，夜而安静，不呕，不渴，无表证，脉沉微，身无大热者，干姜附子汤主之。

误用泻下之后，又误发其汗，致肾阳虚弱，病人出现白天烦躁不能安静睡眠、夜晚精神萎靡昏昏欲睡的症状；不作呕，无口渴，无表证，脉象沉微，身有微热的，用干姜附子汤治疗。

干姜附子汤方

干姜一两，附子一枚（生用，去皮，切八片）。
上二味，以水三升，煮取一升，去滓顿服①。

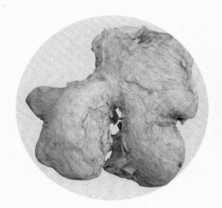
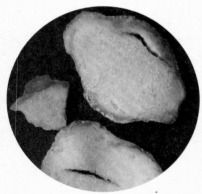

干姜　　　　　　　　　　　　　　附子

======= 注释 ===================================

①顿服：煎成的药液，每次服完。

======= 原文→译文 ===============================

发汗后，身疼痛，脉沉迟①者，桂枝加芍药生姜各一两，人参三两新加汤主之。

太阳病用发汗法以后，身体疼痛，脉象沉迟的，用桂枝加芍药生姜各一两，人参三两新加汤主治。

新加汤方

桂枝三两（去皮），芍药四两，甘草二两（炙），人参三两，大枣十二枚（擘），生姜四两。

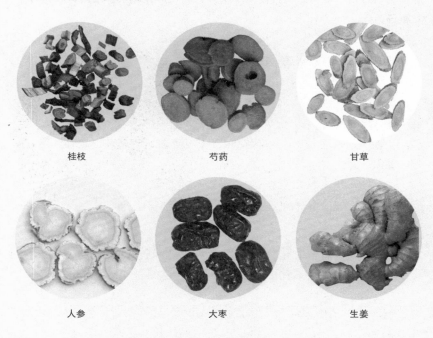

桂枝　　　　　　　　芍药　　　　　　　　甘草

人参　　　　　　　　大枣　　　　　　　　生姜

上六味，以水一斗二升，煮取三升，去滓，温服一升。本云桂枝汤，今加芍药、生姜、人参。

======注释===

①脉沉迟：沉是指脉重按才得，迟是指脉跳动的频率缓慢。

发汗后，不可更行①桂枝汤，汗出而喘，无大热者，可与麻黄杏仁甘草石膏汤。

发汗以后，出现汗出、气喘、畏寒症状，但头痛等表证已除的，为热邪壅肺所致，不能再用桂枝汤；如果并无高热症状，可以用麻黄杏仁甘草石膏汤治疗。

麻黄杏仁甘草石膏汤方

麻黄四两（去节），杏仁五十个（去皮、尖），甘草二两（炙），石膏半斤（碎，绵裹）。

上四味，以水七升，煮麻黄减二升，去上沫，内诸药，煮取二升，去滓，温服一升。

①**更行**：行，施也，用也。更行，就是再用的意思。

发汗过多，其人叉手自冒心①，心下悸②，欲得按者，桂枝甘草汤主之。

发汗太甚，汗出太多，致心阳虚弱，病人出现用双手交叉覆盖心胸部位，心慌不宁症状的，用手按捺方感舒适的，用桂枝甘草汤治疗。

桂枝甘草汤方

桂枝四两（去皮），甘草二两（炙）。
上二味，以水三升，煮取一升，去滓，顿服。

======= 注释 ==========================

①叉手自冒心：叉手即两手交叉，冒即覆盖之意。指病者双手交叉覆按于
自己的心胸部位。

②心下悸：心悸，指心胸部悸动不安。

====== 原文 → 译文 ===============================

发汗后，其人脐下悸者，欲作奔豚①，茯苓桂枝甘草大枣汤主之。

发了汗以后，病人出现脐下跳动不宁，似奔豚将要发作的征象，用茯
苓桂枝甘草大枣汤主治。

茯苓桂枝甘草大枣汤方

茯苓半斤，桂枝四两（去皮），甘草二两（炙），大枣十五枚
（擘）。

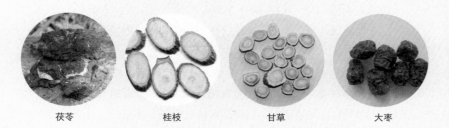

茯苓　　　　　桂枝　　　　　甘草　　　　　大枣

上四味，以甘澜水②一斗，先煮茯苓，减二升，内诸药，煮取三升，去滓，温服一升，日三服。

作甘澜水法：取水二升，置大盆内，以杓扬之，水上有珠子五六千颗相逐，取用之。

①奔豚：病名。指奔豚欲作未作，只是脐下悸动不安。

②甘澜水：又名劳水。

======原文→译文 ============================

发汗后，腹胀满者，厚朴生姜半夏甘草人参汤主之。

发了汗以后，致脾虚气滞，出现腹部胀满的，用厚朴生姜半夏甘草人参汤治疗。

厚朴生姜半夏甘草人参汤方

厚朴半斤（炙，去皮），生姜半斤（切），半夏半升（洗），甘草二两，人参一两。

上五味，以水一斗，煮取三升，去滓，温服一升，日三服。

伤寒，若吐、若下后，心下逆满，气上冲胸，起则头眩①，脉沉紧，发汗则动经，身为振振摇②者，茯苓桂枝白术甘草汤主之。

伤寒者，或经过涌吐或经过攻下的方法治疗以后，感觉胃脘部气逆闷满，并且气上冲胸膈，起立时就头晕目眩，脉象沉紧，此时再用汗法就会扰动经脉之气，使身体动摇不定，出现这种情况用茯苓桂枝白术甘草汤治疗。

茯苓桂枝白术甘草汤方

茯苓四两，桂枝三两（去皮），白术、甘草各二两（炙）。
上四味，以水六升，煮取三升，去滓，分温三服。

========注释==================================

①头眩：头目昏眩。

②身为振振摇：身体动摇不定。

========原文→译文 =========================

发汗，病不解，反恶寒者，虚故也，芍药甘草附子汤主之。

经过发汗治疗，病还没有解除，反而恶寒的，是营卫虚弱的缘故，用芍药甘草附子汤治疗。

芍药甘草附子汤方

芍药、甘草各三两（炙），附子一枚（炮，去皮，破八片）。
上三味，以水五升，煮取一升五合，去滓，分温三服。疑非仲景方。

发汗，若下之，病仍不解，烦躁者，茯苓四逆汤主之。

经用发汗，或泻下以后，病仍然未解除，出现烦躁不安、恶寒、肢冷、腹泻、脉沉微细等症状的，用茯苓四逆汤治疗。

茯苓四逆汤方

茯苓六两，人参一两，附子一枚（生用，去皮，破八片），甘草二两（炙），干姜一两半。

上五味，以水五升，煮取三升，去滓，温服七合，日三服。

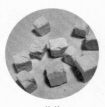
茯苓

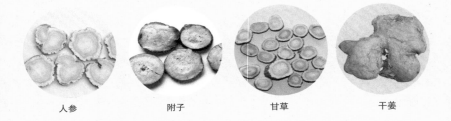

人参　　　　　附子　　　　　甘草　　　　　干姜

发汗后，恶寒者，虚故也；不恶寒，但热者，实也，当和胃气，与调胃承气汤。

发汗以后，怕冷，是正气虚弱的缘故；不怕冷，只有发热等症状，是邪气盛实的表现，应当泻实和胃，可以用调胃承气汤治疗。

太阳病，发汗后，大汗出，胃中干，烦躁不得眠，欲得饮水者，少少与饮之，令胃气和则愈。若脉浮，小便不利，微热消渴[①]者，五苓散主之。

太阳表证，使用发汗法，汗出很多，会使津液受到损伤，致胃中津液不足，出现烦躁不安、无法睡眠、口干想要喝水的，可以给予少量的水，使胃津恢复，胃气调和，就可痊愈。若出现脉象浮、轻微发热、怕冷、小便不通畅、口干饮水而不止的，是太阳蓄水证，用五苓散治疗。

五苓散方

猪苓十八铢（去皮），泽泻一两六铢半，白术十八铢，茯苓十八铢，桂枝半两（去皮）。

上五味，捣为散②，以白饮③和服方寸匕④，日三服，多饮暖水，汗出愈，如法将息。

======注释===============================

①消渴：形容口渴之甚，饮不解渴。此处是症状，不是病名。

②散：将药制成粉末，叫作散。

③白饮：米汤。

④方寸匕：古代食具之一，曲柄浅斗，状如今之羹匙。《名医别录》云："方寸匕者，作匕正方一寸，抄散不落为度。"

======原文➡译文 ==========================

发汗已，脉浮数，烦渴①者，五苓散主之。

发汗之后，脉象仍然浮数，并且烦渴的，用五苓散治疗。

======注释===============================

①烦渴：因渴而烦，形容渴之甚。

======原文➡译文 ==========================

伤寒，汗出而渴者，五苓散主之；不渴者，茯苓甘草汤主之。

外感病，发热汗出而又口渴的，用五苓散治疗；口不渴，并见四肢冷、心悸等症的，用茯苓甘草汤治疗。

茯苓甘草汤方

茯苓二两，桂枝二两（去皮），甘草一两（炙），生姜三两（切）。上四味，以水四升，煮取二升，去滓，分温三服。

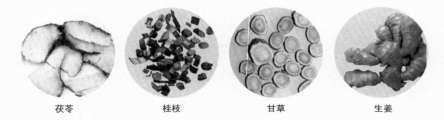

茯苓　　　　　桂枝　　　　　甘草　　　　　生姜

中风发热，六七日不解而烦，有表里证，渴欲饮水，水入则吐者，名曰水逆①，五苓散主之。

太阳中风证，经过六七日而不解除，既有发热、畏寒、头痛等表证，又有心烦、小便不利等症，若出现口渴想喝水，而喝水即呕吐的，就叫水逆，用五苓散治疗。

======注释===

①水逆：因里有蓄水，以致饮水不能受纳，饮入随即吐出的，称为水逆证。

======原文→译文 =================================

发汗，若下之，而烦热①胸中窒②者，栀子豉汤主之。

发汗过后，或泻下以后，出现心胸烦热不适，胸中窒塞不舒的，是由于热郁胸膈、气机阻滞所致，用栀子豉汤主治。

栀子豉汤方

栀子十四个（擘），香豉四合（绵裹）。

上二味，以水四升，先煮栀子，得二升半，内豉，煮取一升半，去滓，分为两服，温进一服，得吐者，止后服。

======注释===

①烦热：心中烦闷而热。

②胸中窒：胸中塞闷不舒。

======原文→译文 ==================================

伤寒五六日，大下之后，身热不去，心中结痛①者，未欲解也，栀子豉汤主之。

外感病经过五六日，用了大剂量泻下药以后，身热未退，且感觉心胸部结塞而痛，这是由于病未解除，可用栀子豉汤治疗。

======注释===

①结痛：结塞且有痛感。

======原文→译文 ==================================

伤寒下后，心烦腹满，卧起不安者，栀子厚朴汤主之。

外感病，使用泻下药以后，有心烦不宁、腹部胀闷、坐卧不安症状出现的，是因为热郁胸膈、气滞于腹，用栀子厚朴汤治疗。

栀子厚朴汤方

栀子十四个（擘），厚朴四两（炙，去皮），枳实四枚（水浸，炙令黄）。

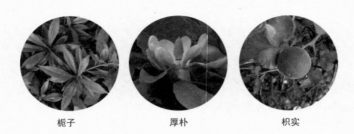

栀子　　　　　　　　厚朴　　　　　　　　枳实

上三味，以水三升半，煮取一升半，去滓，分两服，温进一服，得吐者，止后服。

> 伤寒，医以丸药大下之，身热不去，微烦者，栀子干姜汤主之。

太阳伤寒证，医生误用泻下丸药峻猛攻下，出现身热不退、轻度心烦不安，并见腹满痛、便溏等中寒症的，用栀子干姜汤治疗。

栀子干姜汤方

栀子十四个（擘），干姜二两。
上二味，以水三升半，煮取一升半，去滓，分两次服，温进一服，得吐者，止后服。

> 凡用栀子汤，病人旧微溏①者，不可与服之。

凡是使用栀子豉汤，若平素病人大便略微稀溏的，应禁止使用。

①旧微溏：病人平素大便略微溏薄。

=======原文→译文 ==================================

太阳病发汗，汗出不解，其人仍发热，心下悸，头眩，身瞤动，振振欲擗地①者，真武汤主之。

太阳病，经用发汗，汗出而病未除，病人仍然发热，心慌，头晕目眩，全身肌肉跳动，身体震颤摇晃，站立不稳，像要跌倒的，这是肾阳虚弱、水饮泛滥所致，用真武汤治疗。

=======注释==

①振振欲擗地：身体震颤，站立不稳，欲仆倒于地。

=======原文→译文 ==================================

咽喉干燥者，不可发汗。

病人咽喉干燥的，不可用辛温发汗的方法。

淋家①，不可发汗，汗出必便血。

患淋病很久的人，多阴虚下焦有热，不能用发汗法。若误用发汗，必定会引起尿血。

①**淋家**：患小便淋漓、尿道疼痛的人。

疮家①，虽身疼痛，不可发汗，汗出则痉②。

久患疮疡的人，复感外邪而致身疼痛者，也不可用发汗方法。误发其汗，就会出现角弓反张、筋脉强急的变证。

①**疮家**：久患疮疡的人。

②**痉**：《集韵》云"风病也"。《正字通》云"五痉之总名，其症卒口噤，背反张而瘛疭"。一作"痓"。

衄家，不可发汗，汗出必额上陷，脉急紧，直视不能眴①，不得眠。

衄血许久的病人，多阴虚火旺，不能用发汗法。若误发其汗，就会出现额部两旁凹陷处的动脉拘急、两眼直视、眼球不能转动、不能睡眠的变证。

①**不能眴**：眼睛不能转动。

======== 原文➜译文 ==

　　亡血家，不可发汗，发汗则寒栗而振。

　　平素有失血疾患的病人，不可使用发汗的方法，误发其汗，就会发生寒栗震颤的变证。

　　汗家①，重发汗，必恍惚心乱②，小便已阴疼③，与禹余粮丸。

　　平素常常出汗的人，再用发汗方法，就会发生心神恍惚、慌乱不宁，小便后尿道疼痛等变证，可用禹余粮丸治疗。

======== 注释 ==

　①汗家：平常惯会出汗的人，包括盗汗、自汗。
　②恍惚心乱：神迷意惑，慌乱不宁。
　③小便已阴疼：小便之后，尿道疼痛。

======== 原文➜译文 ==

　　病人有寒，复发汗，胃中冷，必吐蚘。

　　素有内寒的病人，不能用发汗法。若反发其汗，就会使胃中虚寒更甚，呕吐蛔虫。

　　本发汗，而复下之，此为逆也；若先发汗，治不为逆。本先下之，而反汗之，为逆；若先下之，治不为逆。

　　本来应该发汗，反而治以攻下，则属于误诊；如果先用发汗解表，表解以后再用下法，就是正确的治疗方法。本来应该先用下法，反而治以发汗，治法是错误的；如果先用攻下，治法才正确。

> 伤寒，医下之，续得下利，清谷①不止，身疼痛者，急当救里；后身疼痛，清便自调者，急当救表。救里宜四逆汤，救表宜桂枝汤。

患伤寒的人，若医生误用泻下法，使得病人连续下利不止，且不断地泻下不消化的食物，身体疼痛，此时即使表邪未除，也应先立刻祛里邪；里邪祛后，大便恢复正常，身体仍感疼痛者，此时当立刻祛表邪。救里宜用四逆汤，救表宜用桂枝汤。

=====注释====================================

> ①清谷：清，古与"圊"通。清谷，就是腹泻而食物不消化的意思。

=====原文➜译文 ============================

> 病发热头痛，脉反沉，若不差，身体疼痛，当救其里，宜四逆汤方。

病人发热头痛，脉不浮而反沉，如果症状不解，身体依然疼痛的，也应当先治其里虚，可用四逆汤方。

> 太阳病，先下而不愈，因复发汗，以此表里俱虚，其人因致冒，冒家①汗出自愈。所以然者，汗出表和故也。里未和，然后复下之。

太阳表证，先使用泻下法治疗而未痊愈，再用发汗法治疗，因而导致内外皆虚，有头晕目眩的症状出现。病人若正能胜邪，得到汗出，汗解邪散，则可自行痊愈。之所以这样，是因为汗出邪散表气得以调和的缘故。

若里气尚未调和，然后再用泻下法治其里。

①冒家：头晕目眩的病人。

======原文→译文 ==================================

> 太阳病未解，脉阴阳俱停①，必先振栗汗出而解。但阳脉微②者，先汗出而解；但阴脉微③脉者，下之而解。若欲下之，宜调胃承气汤。

在太阳病还没有解除的时候，忽然尺、寸部的脉搏都停止不动，这时必先作战栗，而后汗出病解。独寸脉微见搏动的，先汗出而病解；独尺脉微见搏动的，泻下后而病解。若要使用下法，调胃承气汤比较适宜。

======注释======================================

①脉阴阳俱停：尺、寸部的脉搏都停伏不见。

②阳脉微：寸脉微见搏动。

③阴脉微：尺脉微见搏动。

======原文→译文 ==================================

> 太阳病，发热汗出者，此为荣弱卫强，故使汗出，欲救①邪风②者，宜桂枝汤。

太阳表证，发热汗出的，是由于卫气浮盛于外与邪相争，卫外失固，营阴不能内守所致，治疗宜祛风散邪，用桂枝汤最为适宜。

======注释===============================

①救：驱散的意思。

②邪风：风邪。因风必兼夹，实质属于风寒之邪。

======原文→译文 ===============================

伤寒五六日，中风，往来寒热①，胸胁苦满②，默默③不欲饮食，心烦喜呕，或胸中烦而不呕，或渴，或腹中痛，或胁下痞硬，或心下悸，小便不利，或不渴，身有微热，或咳者，小柴胡汤主之。

太阳病伤寒五六日，或是中风，出现寒来热往，交替发作，胸胁部苦于闷满，人静默不语，不思饮食，时而心烦想要呕吐；或仅胸中烦扰却不呕吐，或口中作渴，或腹部疼痛，或胁下痞塞满硬，或心下动悸而小便不利，或无口渴而体表微热，或兼有咳嗽，都可用小柴胡汤治疗。

小柴胡汤方

柴胡半斤，黄芩三两，人参三两，半夏半升（洗），甘草（炙）、生姜各三两（切），大枣十二枚（擘）。

上七味，以水一斗二升，煮取六升，去滓，再煎取三升，温服一升，日三服。若胸中烦而不呕者，去半夏、人参，加瓜蒌实一枚；若渴，去半夏加人参，合前成四两半，瓜蒌根四两；若腹中痛者，去黄芩加芍药三两；若胁下痞硬，去大枣加牡蛎四两；若心下悸，小便不利者，去黄芩加茯苓四两；若不渴，外有微热者，去人参加桂枝三两，温覆微汗愈；若咳者，去人参、大枣、生姜，加五味子半升，干姜二两。

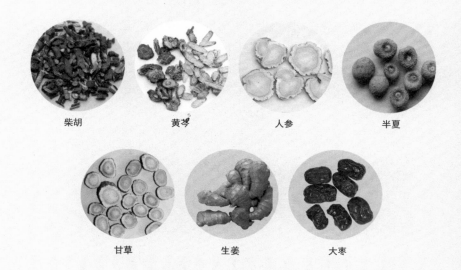

柴胡　　　　黄芩　　　　人参　　　　半夏

甘草　　　　生姜　　　　大枣

======注释==

①**往来寒热**：恶寒时不知热，发热时不知寒，寒与热交替出现。

②**胸胁苦满**：胸胁部有苦闷的感觉，因少阳脉循胸胁，邪入其经，所以苦满。

③**默默**：心中郁闷不爽。

======原文➜译文 ==================================

血弱气尽①，腠理开，邪气因入，与正气相搏，结于胁下。正邪分争，往来寒热，休作有时，默默不欲饮食。脏腑相连，其痛必下，邪高痛下，故使呕也。一云脏腑相违其病必下，胁膈中痛小柴胡汤主之。服柴胡汤已，渴者属阳明，以法治之。

气血虚弱，腠理开豁，邪气得以乘虚而入，与正气相搏结，留居在少阳经。正气与邪气相搏击，故发热、畏寒交替出现，时而发作，时而停业；由

于胆气内郁，影响脾胃，故病人心中郁闷不爽、不思饮食；脏与腑相互关联，肝木乘脾土，故出现腹痛。邪气在胆之上，疼痛在腹之下，这就叫邪高痛下。胆热犯胃，故出现呕吐，当用小柴胡汤主治。服了小柴胡汤后，出现口渴欲饮的，表示病已转属阳明，治疗必须按阳明经的治法进行。

======注释==

①血弱气尽：气血不足，正气衰弱。

======原文→译文 ==================================

得病六七日，脉迟浮弱，恶风寒，手足温。医二三下之，不能食，而胁下满痛，面目及身黄，颈项强，小便难者，与柴胡汤，后必下重①；本渴，饮水而呕者，柴胡汤不中与也，食谷者哕②。

患病六七日，脉搏迟而浮弱，恶风寒，手足温暖。医生曾用泻下药两三次，因而出现不能饮食，胁下胀满而疼痛，面部、眼睛和周身皮肤均发黄，颈项强急，小便困难等症。此时用柴胡汤治疗，必然会感到肛部坠重；本来口渴饮水而呕，或进食后发生呃逆的，都不适于用柴胡汤。

======注释==

①后必下重：大便时肛门部重坠。
②哕：呃逆。

======原文→译文 ==================================

伤寒四五日，身热恶风，颈项强，胁下满，手足温而渴者，小柴胡汤主之。

外感病四五天过后，身体发热，怕风，颈项拘急不舒，胁下胀满，手足温暖而又口渴的，属三阳合病之证，用小柴胡汤主治。

伤寒，阳脉涩，阴脉弦，法当腹中急痛，先与小建中汤；不差者，小柴胡汤主之。

伤寒证，脉浮候滞涩，沉候弦劲，按理当有腹中拘急疼痛的症状，治疗应先用小建中汤；腹痛不除的，以小柴胡汤治疗。

小建中汤方

桂枝三两（去皮），甘草二两（炙），大枣十二枚（擘），芍药六两，生姜二两（切），胶饴一升。

上六味，以水七升，煮取三升，去滓，内胶饴，更上微火，消解，温服一升，日三服。呕家不可用建中汤，以甜故也。

伤寒中风，有柴胡证，但见一证便是，不必悉具。凡柴胡汤病证而下之，若柴胡证不罢者，复与柴胡汤，必蒸蒸而振①，却复发热汗出而解。

外感寒邪或风邪，有柴胡汤证的证候，只要见到一两个主证的，则可确诊为柴胡汤证，不需要具备所有的证候。凡是柴胡汤证而用攻下法的，若柴胡汤证尚存的，可以仍用柴胡汤进行治疗。服药后，借助药力正气与邪相争，一定会出现畏寒战栗，然后高热汗出而病解的战汗现象。

======注释==================================

①蒸蒸而振：气从内达，邪从外出，而周身战栗颤抖。

> 伤寒二三日，心中悸而烦者，小建中汤主之。

患伤寒病才两三日，就出现了心中动悸和烦扰不宁的症状，这时可用小建中汤主治。

> 太阳病，过经①十余日，反二三下之，后四五日，柴胡证仍在者，先与小柴胡汤。呕不止，心下急②，一云呕止小安，郁郁微烦者，为未解也，与大柴胡汤下之则愈。

太阳病，邪传少阳十多日，医生反而多次攻下，又经过四五日，若柴胡汤证尚存的，可先给予小柴胡汤治疗。若出现呕吐不止，上腹部拘急疼痛，心中郁闷烦躁的，是少阳兼阳明里实，病情未解的情况，用大柴胡汤攻下里实，就可痊愈。

大柴胡汤方

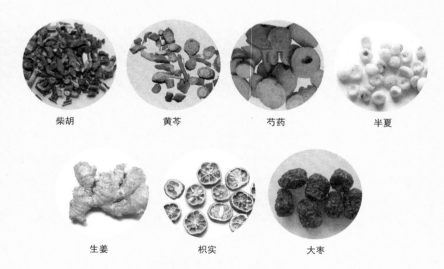

柴胡　　　黄芩　　　芍药　　　半夏

生姜　　　枳实　　　大枣

柴胡半斤（1斤=500克），黄芩三两，芍药三两，半夏半升（洗），生姜五两（切），枳实四枚（炙），大枣十二枚（擘）。

上七味，以水一斗二升，煮取六升，去滓再煎，温服一升，日三服。一方加大黄二两，若不加，恐不为大柴胡汤也。

①**过经**：超过了病愈的日期。经，作"常"字解，意指太阳病的病程。

②**心下急**：胃脘部拘急窘迫。

======**原文→译文** =============================

伤寒十三日不解，胸胁满而呕，日晡所①发潮热，已而②微利。此本柴胡证，下之而不得利，今反利者，知医以丸药下之，此非其治也。潮热者实也，先宜服小柴胡汤以解外，后以柴胡加芒硝汤主之。

外感病十三日后仍不解的，胸胁满闷而呕吐，午后发潮热，接着出现轻微腹泻。这本来是大柴胡汤证，医生应当用大柴胡汤攻下，反却用峻下的丸药攻下，这是错误的治法。结果导致实邪未去而正气受到损伤，出现潮热、腹泻等症。潮热，是内有实邪的见症，治疗时，应当先服小柴胡汤以解除少阳之邪，然后用柴胡加芒硝汤主治。

柴胡加芒硝汤方

柴胡二两十六铢，黄芩一两，人参一两，甘草一两（炙），生姜一两（切），半夏二十铢（洗），大枣四枚（擘），芒硝二两。

上八味，以水四升，煮取两升，去滓，内芒硝更煮微沸，分温再服，不解更作。

臣亿等谨按：《金匮玉函》方中无芒硝。别一方云，以水七升。下芒硝二合，大黄四两，桑螵蛸五枚，煮取一升半，服五合，微下即愈。本云柴胡再服以解其外，余两升加芒硝、大黄、桑螵蛸也。

①日晡所：日晡，即午后3时至5时。所，语尾，即现在所说的"光景""上下"的意思。

②已而：时间副词，第二件事发生距第一件事不久时用之。

======原文➡译文 ==

　　伤寒十三日，过经谵语者，以有热也，当以汤下之。若小便利者，大便当硬，而反下利，脉调和者，知医以丸药下之，非其治也。若自下利者，脉当微厥，今反和者，此为内实也，调胃承气汤主之。

　　外感病十三日，超过了病解的一般日程，出现妄语症状的，乃里热熏蒸的缘故，应当服用攻下的汤药。一般情况是小便通畅的，大便应当坚硬，而反发生下利，脉象调和没有其他虚象，可见这是医生误用丸药攻下所致，属于治疗的错误。如果不是因误下而自动下利的，脉象应当微厥，现在脉象反而调和的，这是里实无疑，用调胃承气汤治疗。

　　太阳病不解，热结膀胱，其人如狂①，血自下，下者愈。其外不解者，尚未可攻，当先解其外；外解已，但少腹②急结者，乃可攻之，宜桃核承气汤方。

　　太阳表证未解，邪热内入，与瘀血互结于下焦膀胱部位，出现有似发狂、少腹拘急硬痛等症状，若病人能自行下血的，就可痊愈。若表证还未解除的，尚不能攻里，应当先解表，待表证解除后，只有少腹拘急硬痛等里证的，才能攻里，适宜用桃核承气汤方。

桃核承气汤方

桃仁五十个（去皮尖），大黄四两，桂枝二两（去皮），甘草二两（炙），芒硝二两。

上五味，以水七升，煮取两升半，去滓，内芒硝，更上火微沸，下火，先食温服③五合，日三服，当微利。

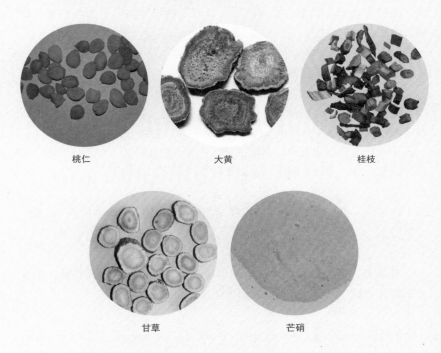

桃仁　　　　　　　大黄　　　　　　　桂枝

甘草　　　　　　　芒硝

========注释===================================

①如狂：好像发狂，较发狂为轻。

②少腹：亦称小腹。一说脐以下腹部为小腹，脐下两旁为少腹。

③先食温服：在饭前服药。

　　　伤寒八九日，下之，胸满烦惊，小便不利，谵语，一身尽重，不可转侧者，柴胡加龙骨牡蛎汤主之。

　　外感病，经过八九日，误用攻下，出现胸部满闷、烦躁、惊惕不安、小便不通畅、谵语、全身沉重、身强不能转侧的，用柴胡加龙骨牡蛎汤治疗。

柴胡加龙骨牡蛎汤方

　　柴胡四两，龙骨、黄芩、生姜（切）、铅丹、人参、桂枝（去皮）、茯苓各一两半，半夏二合半（洗），大黄二两，牡蛎一两半（熬）。
　　上十一味，以水八升，煮取四升，内大黄切如棋子，更煮一两沸，去滓，温服一升。本云柴胡汤，今加龙骨等。

　　　伤寒，腹满谵语，寸口脉浮而紧，此肝乘脾也，名曰纵①，刺期门②。

　　外感病，腹部胀满，谵语，寸口脉浮而紧，这是肝木克伐脾土的征象，叫作"纵"，用针刺期门穴的方法治疗。

　　①纵：五行顺次相克的形式。
　　②期门：穴名，位于乳直下②寸处。

　　　伤寒，发热，啬啬恶寒，大渴欲饮水，其腹必满。自汗出，小便利，其病欲解，此肝乘肺也，名曰横①，刺期门。

患伤寒病，发热，啬啬然畏风寒，大渴而想喝水，病人必定会感到腹满。如果自动汗出，小便通畅，其寒热、渴饮、腹满等症就将会解除。这是肝木逆行克肺，叫作横，可用针刺期门穴的方法进行治疗。

①横：五行逆次反克的形式。

太阳病二日，反躁，凡熨①其背，而大汗出，大热入胃，胃中水竭，躁烦，必发谵语，十余日振栗自下利者，此为欲解也。故其汗从腰以下不得汗，欲小便不得，反呕，欲失溲，足下恶风，大便硬，小便当数，而反不数及不多，大便已，头卓然而痛②，其人足心必热，谷气③下流故也。

太阳病的第二日，病人出现烦躁不安，医生反而用热熨疗法来熨病人的背部，导致出汗很多，火热之邪乘虚内入于胃，胃中津液枯竭，于是出现躁扰不宁、谵语，病经过十多日，若患者出现全身颤抖、腹泻的，这是正能胜邪，疾病即将解除。若火攻后病人腰以下部位不出汗，反见呕吐、足底下感觉冰凉、大便干硬，本应当小便频数，但反而不频数而量少，想解又解不出，解大便后，头猛然疼痛，并感觉脚心发热，这是水谷之气向下流动的缘故。

①熨：火疗法之一。《千金方》记有熨背散，是以乌头、细辛、附子、羌

辨太阳病脉证并治（中）

活、蜀椒、桂心、川芎、芍药捣筛，醋拌绵裹，微火炙令暖，以熨背上。

②卓然而痛：突然感到头痛。

③谷气：水谷之气。

====== 原文➔译文 ============================

太阳病中风，以火劫发汗，邪风被火热，血气流溢，失其常度。两阳①相熏灼，其身发黄。阳盛②则欲衄，阴虚③小便难。阴阳俱虚竭④，身体则枯燥。但头汗出，剂颈而还，腹满微喘，口干咽烂，或不大便，久则谵语，甚者至哕，手足躁扰，捻衣摸床⑤。小便利者，其人可治。

太阳中风证，用火法强迫发汗，风邪被火热所迫，血气运行失去正常规律。风与火相互熏灼，使肝胆疏泄失常，病人身体会发黄；阳热亢盛，迫血上出就会出现衄血、热邪灼津；阴液亏虚就会出现小便短少。气血亏乏，不能滋润周身，就会出现身体枯燥。仅头部出汗，到颈部为止，是阳盛而阴亏，则腹部胀满，微微气喘，口干咽喉溃烂，或者大便不通，时间久了就会出现谵语，严重的会出现呃逆、手足躁扰不宁、捻衣摸床等症。若小便尚通畅，表示津液犹存，病人尚可救治。

====== 注释 ==================================

①两阳：风为阳邪，火亦属阳，中风用火劫，故称两阳。

②阳盛：邪热炽盛。

③阴虚：津液不足。

④阴阳俱虚竭：气血都匮乏。

⑤捻衣摸床：手指不自觉地摸弄衣服和床。

伤寒脉浮，医以火迫劫之①，亡阳②，必惊狂，起卧不安者，桂枝去芍药加蜀漆牡蛎龙骨救逆汤主之。

太阳伤寒证，脉象浮，本应当发汗解表，医生却用火治法强迫发汗，导致心阳外亡、神气浮越，出现惊恐狂乱、坐卧不安的，用桂枝去芍药加蜀漆牡蛎龙骨救逆汤治疗。

桂枝去芍药加蜀漆牡蛎龙骨救逆汤方

桂枝三两（去皮），甘草二两（炙），生姜三两（切），大枣十二枚（擘），牡蛎五两（熬），蜀漆三两（洗去腥），龙骨四两。

上七味，以水一斗两升，先煮蜀漆，减两升，内诸药，煮取三升，去滓，温服一升。本云桂枝汤，今去芍药加蜀漆牡蛎龙骨。

①以火迫劫之：用火法强迫发汗。
②亡阳：此处的阳，指心阳。亡阳即心阳外亡，神气浮越之谓。

形作伤寒，其脉不弦紧而弱，弱者必渴，被火者必谵语。弱者发热脉浮，解之，当汗出愈。

病的征象像太阳伤寒证，但脉搏不弦紧反而弱，且口渴，这不是太阳伤寒证而是温病。若误用火攻，火邪内迫，就一定会出现谵语等变证。温病初起脉弱，一般并见发热脉浮，用辛凉发汗解表法治疗，汗出邪散，则疾病可愈。

太阳病，以火熏之，不得汗，其人必躁，到经不解，必清血①，名为火邪。

太阳病，以火熏的方法治疗，未得汗出，病人必定发生烦躁，经过六七日，病如果仍未解除，可能发生便血。由于这些变证都是因误用火法而致，所以名为火邪。

==========注释==

①清血：便血。

======原文➡️译文 =====================================

脉浮热甚，反灸之，此为实。实以虚治，因火而动，必咽燥吐血。

脉象浮、发热甚，这是太阳表实证，治疗当用发汗解表法，却反用温灸法，这是把实证当作虚证来治疗。火邪内攻，耗血伤阴，一定会出现咽喉干燥、吐血。

微数之脉，慎不可灸。因火为邪，则为烦逆，追虚逐实①，血散脉中②，火气虽微，内攻有力，焦骨伤筋③，血难复也。脉浮，宜以汗解，用火灸之，邪无从出④，因火而盛⑤，病从腰以下必重而痹，名火逆也。欲自解者，必当先烦，乃有汗而解。何以知之？脉浮，故知汗出解。

病人脉象微数，属阴虚内热，治疗时千万不可用灸法，若误用温灸，就成为火邪，火邪内迫，邪热内扰，就会出现烦乱不安的变证。阴血本虚，反用灸法，使阴更伤；热本属实，用火法更增里热，血液流散于脉中，运行失其常度。灸火虽然微弱，但内攻非常有力，耗伤津液，损伤筋骨，血液难以恢复。脉象浮，主病在表，治疗当用发汗解表法，若用灸法治疗，表邪不能从汗解，邪热反而因火法而更加炽盛，从腰以下必定沉重而麻痹，这就叫火逆。若病将自行痊愈的，一定会先出现心烦不安，而后汗出病解。这是怎么知道的呢？因为脉浮，浮主正气浮盛于外，故得知汗出而病解。

======= 注释 ===================================

①**追虚逐实**：血本虚而更加火法，劫伤阴分，是为追虚；热本实，而更用火法，增加里热，是为逐实。

②**血散脉中**：火毒内攻，血液流溢，失其常度。

③**焦骨伤筋**：形容火毒危害之烈，由于血为火灼，筋骨失去濡养，故曰焦骨伤筋。

④**邪无从出**：误治后，表邪不得从汗而出。

⑤**因火而盛**：因误用灸法，邪热愈加炽盛。

======= 原文➡译文 ===============================

烧针①令其汗，针处被寒，核起而赤者，必发奔豚。气从少腹上冲心者，灸其核上各一壮，与桂枝加桂汤，更加桂二两也。

用烧针的方法以发汗，针刺的部位受到寒邪侵袭，出现红色核块的，必然发作奔豚。自感有气从少腹上冲胸的，可外用艾火在其核上各灸一壮，内服桂枝加桂汤，就是桂枝汤原方再加桂枝二两。

桂枝加桂汤方

桂枝五两（去皮），芍药三两，生姜三两（切），甘草二两（炙），大枣十二枚（擘）。

上五味，以水七升，煮取三升，去滓，温服一升。本云桂枝汤，今加桂满五两，所以加桂者，以能泄奔豚专也。

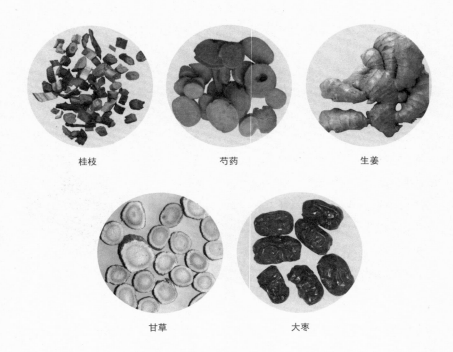

桂枝　　　　　　　芍药　　　　　　　生姜

甘草　　　　　　　大枣

=======注释===

①烧针：用粗针外裹棉花，蘸油烧之，俟针红即去棉油而刺入，是古人取汗的一种治法。

======原文→译文 ==

火逆下之，因烧针烦躁者，桂枝甘草龙骨牡蛎汤主之。

误用火攻而又行攻下，因火攻发汗致损伤心阳，出现烦躁不安的，用桂枝甘草龙骨牡蛎汤治疗。

　　太阳病，身黄，脉沉结，少腹硬，小便不利者，为无血也。小便自利，其人如狂者，血证谛①也，抵当汤主之。

　　太阳病，出现皮肤发黄，脉象沉结，小腹坚硬的症状，若小便不通畅的，则非蓄血证，而是湿热发黄证；若小便通畅，并有狂乱征兆的，则无疑是蓄血发黄证，用抵当汤主治。

抵当汤方

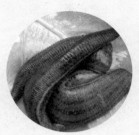

水蛭

　　水蛭（熬）、虻虫各三十只（去翅足，熬）、桃仁二十个（去皮尖）、大黄三两（酒洗）。

　　上四味，以水五升，煮取三升，去滓，温服一升，不下更服。

====== 注释 ================================

①谛：证据确凿。

====== 原文→译文 ================================

　　伤寒有热，少腹满，应小便不利，今反利者，为有血也。当下之，不可余药①，宜抵当丸。

　　伤寒，身上有热，少腹胀满，照理应当小便不利，现在反而通利，这是下焦蓄血的征象。治当下其瘀血，非其他药所能胜任，适宜用抵当丸。

抵当丸方

水蛭二十只（熬），虻虫二十五只（去翅足，熬），桃仁二十个（去皮尖），大黄三两。

上四味，捣分四丸，以水一升，煮一丸，取七合服之。晬时当下血，若不下者更服。

======注释=====================================

①**不可余药**：有两种解释，一为不可用其他药物；二为连药滓一并服下。

======原文➡译文 =====================================

太阳病，小便利者，以饮水多，必心下悸；小便少者，必苦里急①也。

太阳病，因为饮水过多，致水饮内停，若小便通利的是水停中焦，一定会有心悸不宁的症状出现；若小便短少不通畅的是水停下焦，一定会有小腹部胀满急迫不舒的症状出现。

======注释=====================================

①**苦里急**：少腹内苦于急迫不舒。

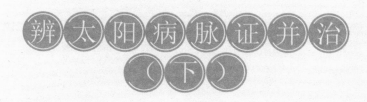

======本篇精华====================================

结胸证、脏结证的症状及治疗方法。

======原文➡译文 ===============================

> 问曰：病有结胸①，有脏结②，其状何如？答曰：按之痛，寸脉浮，关脉沉，名曰结胸也。

　　问：病证有结胸，有脏结，它们会有什么样的表现呢？答：胸脘部按之疼痛，寸部脉象浮，关部脉象沉，即"结胸"。

======注释====================================

> ①结胸：证候名，主要症状是心下硬痛。
> ②脏结：证候名，症状与结胸相似，而性质不同，为脏气虚寒而结。

======原文➡译文 ===============================

> 何谓脏结？答曰：如结胸状，饮食如故，时时下利，寸脉浮，关脉小细沉紧，名曰脏结。舌上白胎滑①者，难治。

什么叫脏结证？答：和结胸证的症状相似，但饮食如常，时时下利，寸部脉浮，关部脉小细沉紧，叫作脏结证。舌上苔白而滑的，不容易治疗。

①舌上白胎滑：舌上苔白而滑。

======原文➡译文 =====================================

脏结无阳证①，不往来寒热，一云寒而不热，其人反静，舌上苔滑者，不可攻也。

脏结未表现出阳热证证候，不发往来寒热，也有的说只寒不发热，病人不烦躁而安静，舌苔滑，治疗时不能用泻下法。

======注释===

①阳证：发热、口渴等热象。

======原文➡译文 =====================================

病发于阳，而反下之，热入因作结胸，病发于阴，而反下之，因作痞①也。所以成结胸者，以下之太早故也。结胸者，项亦强，如柔痉②状，下之则和，宜大陷胸丸方。

太阳病，邪气盛实，误用下法，邪热内陷，就会成为结胸。病发于里，正气不足，误用下法，就会成为痞证。之所以成为结胸，是因为攻下太早的缘故。结胸证，项部也会强直，如同柔痉一样，以攻下治疗，强直就可转为柔和，可用大陷胸丸。

大陷胸丸方

大黄半斤，葶苈半升（熬），芒硝半升，杏仁半升（去皮、尖，熬黑）。

上四味，捣筛二味，内杏仁、芒硝，合研如脂，和散，取如弹丸一枚，别捣甘遂末一钱匕，白蜜二合，水两升，煮取一升，温顿服之，一宿乃下，如不下，更服，取下为效，禁如药法。

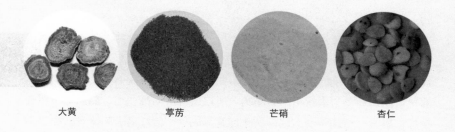

大黄　　　　　葶苈　　　　　芒硝　　　　　杏仁

======注释================================

①痞：证候名，主要症状是胃脘部痞塞不舒，按之不痛。

②柔痉："痉"当作"痉"，是项背强直，角弓反张的证候名称，有汗的叫柔痉。

======原文→译文 ================================

> 结胸症，其脉浮大者，不可下，下之则死。

结胸症，脉象浮大的，治疗不能用攻下法；若攻下，就会导致病人死亡。

> 结胸症悉具，烦躁者亦死。

结胸证的临床证候都已具备，而烦躁不宁的，也属于死候。

> 太阳病，脉浮而动数，浮则为风，数则为热，动则为痛，数则为虚。头痛发热，微盗汗出，而反恶寒者，表未解也。医反下之，动数变迟，膈内拒痛，一云头痛即眩，胃中空虚，客气①动膈，短气躁烦，心中懊侬，阳气②内陷，心下因硬，则为结胸，大陷胸汤主之。若不结胸，但头汗出，余处无汗，剂颈而还③，小便不利，身必发黄。

太阳病，脉象浮而动数，脉浮主风邪在表，数主有热，动主痛，数又主虚。症见头痛发热，轻微盗汗，反而怕冷，这是太阳表证未除。医生本应从表论治，却反而用攻下的方法治疗，由于胃中空虚而无实邪，误下后邪气内陷，邪热与水饮相结于胸膈，所以出现脉动数变迟，胸胁心下疼痛拒按，短气，烦躁不安，这样结胸证就形成了。治疗用大陷胸汤。如果不形成结胸，只见头部汗出，到颈部为止，其他部位不出汗，小便不通畅，身体发黄的，则是湿热郁蒸发黄证。

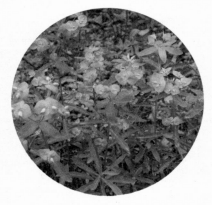

甘遂

大陷胸汤方

大黄六两（去皮），芒硝一升，甘遂一钱匕。

上三味，以水六升，先煮大黄，取二升，去滓，内芒硝，煮一两沸，内甘遂末，温服一升，得快利，止后服。

①客气：邪气，因从外来，故叫客气。

②阳气：表邪而言，不是指正气。

③剂颈而还："剂"同"齐"，谓汗出到颈部而止。

======原文→译文 ==============================

> 伤寒六七日，结胸热实①，脉沉而紧，心下痛，按之石硬者，大陷胸汤主之。

外感病六七日过后，形成热实结胸证，脉象沉而紧，胸脘部疼痛，触按像石头一样坚硬的，主治用大陷胸汤。

======注释===================================

①结胸热实：结胸证的性质属热属实，与寒实结胸证不同。

======原文→译文 ==============================

> 伤寒十余日，热结在里，复往来寒热者，与大柴胡汤；但结胸，无大热①者，此为水结在胸胁也，但头微汗出者，大陷胸汤主之。

患伤寒十多日，热邪结于里，而又往来寒热的，可用大柴胡汤。假如只有结胸症状，外表无大热的，这是因为水结于胸胁，仅头部微微汗出，用大陷胸汤主治。

①**无大热**：外表无大热。

太阳病，重发汗而复下之，不大便五六日，舌上燥而渴，日晡所小有潮热，一云日晡所发心胸大烦，从心下至少腹硬满而痛，不可近者，大陷胸汤主之。

太阳表证，反复发汗而又行攻下，出现五六日不解大便，舌上干燥，口渴，午后微有潮热，从剑突下一直到少腹部坚硬胀满疼痛，不能用手触摸的，用大陷胸汤治疗。

小结胸病，正在心下，按之则痛，脉浮滑者，小陷胸汤主之。

小结胸的病位，正当心下胃脘部，以手按之则疼痛。脉象浮滑的，用小陷胸汤治疗。

小陷胸汤方

黄连一两，半夏半升（洗），瓜蒌实（大者）一枚。

上三味，以水六升，先煮瓜蒌，取三升，去滓，内诸药，煮取两升，去滓，分温三服。

太阳病，二三日，不能卧，但欲起，心下必结，脉微弱者，此本有寒分①也。反下之，若利止，必作结胸；未止者，四日复下之，此作协热利②也。

得了太阳病两三日后，不能平卧，只想坐起，胃脘部痞结胀硬，脉象微弱的，这是素有寒饮结聚在里的缘故。治疗却反而用攻下法，因而形成腹泻。若腹泻停止的，就会形成结胸；若腹泻不停止，到第四天又再攻下，就会引起协热下利。

========注释==

①寒分：寒饮，以饮邪性寒，故曰寒分。

②协热利：挟表热而下利。

======原文→译文 ==================================

　　太阳病，下之，其脉促，不结胸者，此为欲解也。脉浮者，必结胸。脉紧者，必咽痛。脉弦者，必两胁拘急。脉细数者，头痛未止。脉沉紧者，必欲呕。脉沉滑者，协热利。脉浮滑者，必下血。

　　太阳表证，误用了攻下方法，病人的脉象急促，但未见结胸症状，这是邪未内陷而欲外解的征象。脉象浮的，必定发作结胸。脉象紧的，发生咽痛。脉象弦的，大多伴有两胁拘急。脉细数的，头痛还未停止。脉沉紧的，必有气逆欲呕。脉沉滑的，会出现协热下利。脉浮滑的，必发生便血。

　　病在阳，应以汗解之，反以冷水潠①之，若灌之，其热被劫不得去，弥更益烦，肉上粟起，意欲饮水，反不渴者，服文蛤散。若不差者，与五苓散。寒实结胸，无热证者，与三物小陷胸汤，白散亦可服。一云与三物小白散。

　　病在表，应用发汗法解表去邪，却反而用冷水喷洒浇洗来退热的，热邪被水饮郁遏不能解除，使热更甚，怕冷，皮肤上起鸡皮疙瘩，想喝水，但又不是很口渴的，可用文蛤散治疗。服药后仍不愈的，用五苓散治疗。寒实结胸，无热证证候表现的，治疗可用三物白散。

文蛤散方

文蛤五两。
上一味为散，以沸汤和一升温服，汤用五合。

五苓散方

猪苓十八铢，去黑皮白术十八铢，泽泻一两六铢，茯苓十八铢，桂枝半两，去皮。
上五味，捣为散。白饮和方寸匕服之，每日三服，多饮暖水，汗出愈。

白散方

桔梗三分，巴豆一分（去皮芯，熬黑，研如脂），贝母三分。
上三味为散，内巴豆，更于白中杵之，以白饮和服，强人半钱匕，羸者减之。病在膈上必吐，在膈下必利，不利，进热粥一杯，利过不止，进冷粥一杯。身热皮粟不解，欲引衣自覆者，若以水潠之洗之，益令热劫不得出，当汗而不汗则烦，假令汗出已，腹中痛，与芍药三两，如上法。

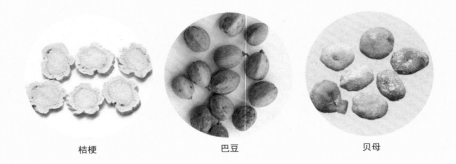

桔梗　　　　　　巴豆　　　　　　贝母

①潠：含水喷洒称"潠"，是古代的一种退热方法。

========原文➜译文 ================================

太阳与少阳并病，头项强痛，或眩冒，时如结胸，心下痞硬者，当刺大椎第一间①、肺俞②、肝俞③，慎不可发汗。发汗则谵语，脉弦，五日谵语不止，当刺期门④。

太阳与少阳两经皆病，出现头痛项强，或者眩晕昏冒，时而心下痞塞硬结、如结胸状的，应当针刺大椎穴、肺腧穴、肝腧穴，千万不能发汗。误用发汗就会出现谵语、脉弦，若经过五日，谵语仍然不止者，应当针刺期门穴，以泄其邪。

========注释==

①大椎第一间：在第七颈椎和第一胸椎棘突之间，主治外感风寒疟疾、头项强痛、背膊拘急等症。

②肺俞：位于第三、第四胸椎横突起间，脊椎外方一寸五分处，主治外感上气、喘满咳嗽等症。

③肝俞：位于第九、第十胸椎横突起间，脊椎外方一寸五分处，主治气痛、呕酸、胸满、肋痛、黄疸等症。

④期门：乳直下二肋间，主治热入血室、伤寒过经不解、胸胁疼痛、呕吐等症。

妇人中风，发热恶寒，经水适来，得之七八日，热除而脉迟身凉，胸胁下满，如结胸状，谵语者，此为热入血室①也，当刺期门，随其实而泄之。

妇人患太阳中风证，发热恶寒，正值月经到来，七八日后，热退脉迟身凉，胸胁下胀满，好像结胸症状、发生语言错乱的，这是热邪进入血室所致，当刺期门穴，以祛其实邪。

①血室：各家见解不一，有的认为是冲脉，有的认为是肝脏，有的认为是子宫。此病多见于月经期，自然与子宫有关，但其病理机转与肝脏、冲脉都有关系，不应偏执。

妇人中风，七八日，续得寒热，发作有时，经水适断者，此为热入血室，其血必结，故使如疟状，发作有时，小柴胡汤主之。

外感风邪的妇人，七八日过后，出现了发热怕冷定时发作的症状，月经恰在这时中止，这是热入血室。因为邪热内入血室与血相结，故发热怕冷定时发作，就像疟疾的症状，主治用小柴胡汤。

妇人伤寒发热，经水适来，昼日明了，暮则谵语，如见鬼状者，此为热入血室。无犯胃气，及上二焦，必自愈。

妇人患伤寒证，发热，正值月经到来，白天神志清楚，晚间谵语妄见，这是热入血室，不可用损伤胃气及上二焦的方药，可自动痊愈。

伤寒六七日，发热微恶寒，支节烦疼①，微呕，心下支结②，外证未去者，柴胡桂枝汤主之。

外感病六七日，发热，微微怕冷，四肢关节疼痛，微微作呕，胸脘部满闷如物支撑结聚，表证还未解除的，主治用柴胡桂枝汤。

柴胡桂枝汤方

桂枝一两半（去皮），黄芩一两半，人参一两半，甘草一两（炙），半夏二合半（洗），芍药一两半，大枣六枚（擘），生姜一两半（切），柴胡四两。

上九味，以水七升，煮取三升，去滓，温服一升。本云人参汤，作如

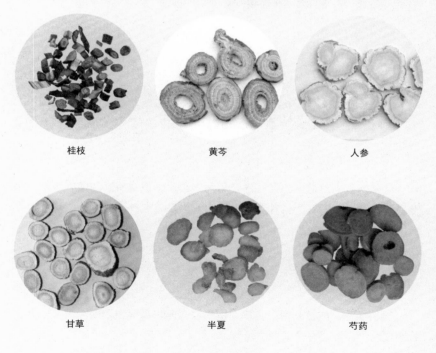

桂枝　　　　　　　　黄芩　　　　　　　　人参

甘草　　　　　　　　半夏　　　　　　　　芍药

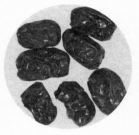

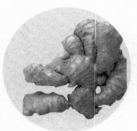

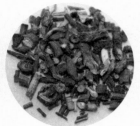

大枣　　　　　　　　生姜　　　　　　　　柴胡

桂枝法，加半夏、柴胡、黄芩，复如柴胡法。今用人参作半剂。

======注释===

①**支节烦疼**：支节指四肢关节，烦疼说明疼痛之甚。

②**心下支结**：心下感觉支撑闷结。

======原文→译文 ===================================

伤寒五六日，已发汗而复下之，胸胁满微结，小便不利，渴而不呕，但头汗出，往来寒热，心烦者，此为未解也，柴胡桂枝干姜汤主之。

外感病五六日后，已经发汗又用泻下法，出现胸胁满闷微有硬结，小便不利，口渴，不呕，只有头部出汗，发热畏寒交替而作，心中烦躁不安的，这是病未除的缘故，用柴胡桂枝干姜汤治疗。

柴胡桂枝干姜汤方

柴胡半斤，桂枝三两（去皮），干姜二两，瓜蒌根四两，黄芩三两，牡蛎二两（熬），甘草二两（炙）。

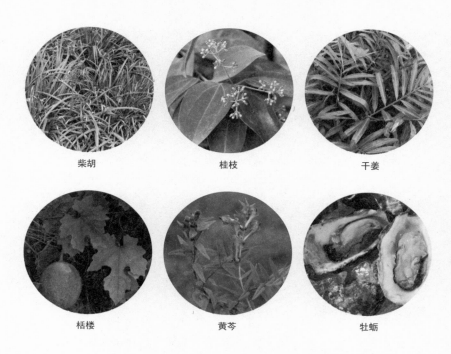

柴胡   桂枝   干姜

栝楼   黄芩   牡蛎

上七味，以水一斗二升，煮取六升，再煎取三升，温服一升，日三服。初服微烦，复服汗出便愈。

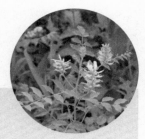

甘草

> 伤寒五六日，头汗出，微恶寒，手足冷，心下满，口不欲食，大便硬，脉细者，此为阳微结①，必有表，复有里也。脉沉，亦在里也。汗出为阳微，假令纯阴结，不得复有外证，悉入在里，此为半在里半在外也。脉虽沉紧，不得为少阴病，所以然者，阴不得有汗，今头汗出，故知非少阴也，可与小柴胡汤。设不了了者，得屎而解。

外感病五六日后，头部出汗，微感畏寒，手足冷，脘腹部胀满，不想进食，大便坚硬，脉象沉紧而细，属阳微结证，必然既有表证又有里证。

脉沉，主病在里，汗出是阳微结的表现。若是纯阴结证，病邪应完全入里，不应该再有表证，而此证是半在里半在表，表证仍然未解。脉虽然沉紧，却不是少阴病，因为阴证不应该有汗出，现头部汗出，故可知不是少阴病。治疗可以用小柴胡汤。若服小柴胡汤后仍然不爽快的，可微通其大便，大便一通，即可痊愈。

=====注释===

①阳微结：因热结于里而便秘，叫作阳结。热结的程度轻，叫作阳微结。

=====延伸阅读===

有效预防感冒的食物

在日常生活中，大多数人都患过感冒。那么，怎样才能使身体免疫力增强，少患感冒呢？其实很简单，只要我们的餐桌上多加几种食物，就能使感冒远离。

肉、蛋、奶、豆类食物

蛋白质是人体免疫系统中的重要物质，抗体的本质就是具有特殊功能的蛋白质物质。因此，我们应每天从食物中摄取一定量的优质蛋白质。

在动物蛋白中，蛋类、牛奶中的蛋白质是最佳的。因此，要养成每天吃鸡蛋、喝牛奶的习惯。

在植物蛋白中，大豆蛋白质的好处众所周知。此外，大豆中还含有许多能改善免疫力的物质，如能激活免疫系统的凝聚素，具有抗病毒作用的皂苷等。如有条件，平时可在家榨豆浆喝。另外，也可食用豆腐、豆腐皮、豆腐干、豆腐丝、腐竹、素鸡、素火腿等各种豆制品。

提示：补充蛋白质食物要坚持适量的原则，摄入过多反而会损伤机体的免疫力。

薯类食品

薯类食品能够提供大量的维生素B_1、维生素C、钾及膳食纤维等。其中，红薯、山药、芋头还含有具免疫促进活性的黏蛋白，能够提高人体抗病能力。

提示：要用薯类食品替代白面、大米等作为主食，而不是在吃了一大碗米饭之后再吃一大块烤红薯。另外，注意尽量不吃油炸的薯类食品，可以用蒸、煮、炖的方法烹调。

深绿色和橙黄色的蔬菜

据相关研究，深绿色的蔬菜，如圆白菜、菠菜、西兰花、芦笋等，含有丰富的叶酸，是免疫物质合成所需要的因子；含有大量能够与维生素C共同作用的类黄酮，对于维护抵抗力有较大的帮助；能促进干扰素等抗病毒物质的合成，提高机体免疫力。

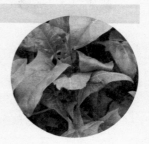

菠菜

橙黄色蔬菜中富含胡萝卜素，可以在人体中转化为维生素A。而维生素A能够增强人体细胞的功能，使人体对感冒病毒产生抵抗力，还能够增强肺部和咽喉部的黏膜，使之保持正常的新陈代谢。

提示：许多蔬菜虽然不是绿色蔬菜，但同样具有提高机体免疫力的作用，如白萝卜、葱、姜、蒜等。每日至少要吃500克蔬菜，品种尽量多一些。

胡萝卜尽量不要生吃，炒着吃能更好地吸收其营养成分。

南瓜只需要简单烹饪，就可以变成一道美味又有营养的菜肴。可煮，可蒸，也可以洗净切片，用盐腌几个小时后，再用醋凉拌后食用。

深色的水果

深色的水果中含有多种维生素，并含能有效激发免疫系统活力的花青素。而且，每种水果都具有不可替代的营养价值。平时应多食用富含

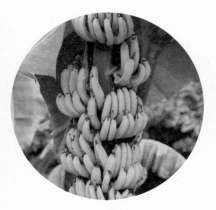

香蕉

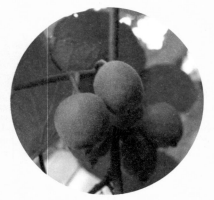

猕猴桃

维生素C及花青素的水果，如橘子、猕猴桃、香蕉、大枣、草莓、蓝莓、桑椹等。

提示：水果要尽量选择应季的品种，每天吃250～500克即可，不可过量，但品种宜丰富。

菌类食物

菌类食物中所含的菌类多糖，是保护和提高机体免疫力的有效物质。菌类食物包括市场上随处可以买到的香菇、冬菇、金针菇、牛肝菌等，口感极佳，而且含有非常丰富的营养物质，是缓解感冒症状的绝佳食物。

=======原文→译文 ===============================

伤寒五六日，呕而发热者，柴胡汤证具，而以他药下之，柴胡证仍在者，复与柴胡汤。此虽已下之，不为逆，必蒸蒸而振，却发热汗出而解。若心下满而硬痛者，此为结胸也，大陷胸汤主之。但满而不痛者，此为痞，柴胡不中与之，宜半夏泻心汤。

伤寒五六日，呕逆而且发热，小柴胡汤证的主症已经具备，而用了攻下方药，但只要柴胡证仍在，就仍可用柴胡汤治疗。这时虽然已经误下，还不是逆候，服小柴胡汤之后，定会发生蒸蒸振战，然后发热汗出而病解。假如下后发生心下满而硬痛的，这是结胸证，可用大陷胸汤主治。如果心下只是闷满而不疼痛的，这是痞证，柴胡汤是不适用的，宜用半夏泻心汤。

半夏泻心汤方

半夏半升（洗），黄芩、干姜、人参、甘草（炙）各三两，黄连一两，大枣十二枚（擘）。

上七味，以水一斗，煮取六升，去滓，再煎取三升，温服一升，日三服。须大陷胸汤者，方用前第二法。一方用半夏一升。

> 太阳少阳并病，而反下之，成结胸，心下硬，下利不止，水浆不下，其人心烦。

太阳经与少阳经都有病邪，反而用攻下法治疗，使结胸形成，出现心下硬结，腹泻不止，汤水不能下咽，烦躁不安。

> 脉浮而紧，而复下之，紧反入里，则作痞。按之自濡①，但气痞耳。

脉象浮而且紧，主太阳表证，误用了下法以后，脉象由浮紧变为沉紧，遂成痞证。按之柔软，因为仅是气分的痞结。

======注释==

①濡：与"软"同，柔软的意思。

太阳中风，下利呕逆，表解者乃可攻之。其人漐漐汗出，发作有时，头痛，心下痞硬满，引胁下痛，干呕短气，汗出不恶寒者，此表解里未和也，十枣汤主之。

太阳中风，表证未解，又见下利、呕逆等水饮证，证属表里同病，治疗当先解表，解表证后，才能攻逐在里的水饮。若见微微出汗，定时而发，头痛，胸脘部痞结胀硬，牵引胸胁疼痛，干呕、短气、汗出不怕冷的，这是表证已解，而水饮停聚胸胁，用十枣汤治疗。

十枣汤方

芫花（熬）、甘遂、大戟各等份。

上三味，分别捣为散，以水一升半，先煮大枣肥者十枚，取八合，去滓，内药末，强人服一钱匕，羸人服半钱，温服之，平旦服。若下少，病不除者，明日更服，加半钱，得快下利后，糜粥自养。

太阳病，医发汗，遂发热恶寒。因复下之，心下痞。表里俱虚，阴阳气并竭①，无阳则阴独②。复加烧针，因胸烦。面色青黄，肤瞤者，难治；今色微黄，手足温者，易愈。

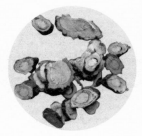

芫花

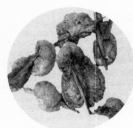

甘遂

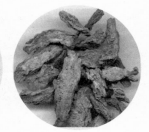

大戟

太阳病，医生使用发汗法治疗，汗出后仍然发热畏寒，于是又用攻下法治疗，误汗伤表，误下伤里，致表里正气均虚，阴阳之气同时虚竭，表证已无，而里证独存，故见心下痞满。医者再用烧针法治疗，使脏气大伤，出现心胸烦躁不安、面色青黄、筋肉跳动的，为难治之证候；若面色萎黄而手足温暖的，表明胃气尚存，较易治愈。

======原文→译文 ===============================

心下痞，按之濡，其脉关上浮者，大黄黄连泻心汤主之。

病人感到心下痞塞，但按之柔软，其脉象关部浮的，用大黄黄连泻心汤治疗。

大黄黄连泻心汤方

大黄二两，黄连一两。

上二味，以麻沸汤①二升渍之，须臾，绞去滓，分温再服。

臣亿等看详大黄黄连泻心汤，诸本皆二味，又后附子泻心汤，用大黄、黄连、黄芩、附子，恐是前方中亦有黄芩，后但加附子也。故后云附子泻心汤，本云加附子也。

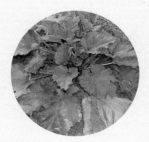

大黄

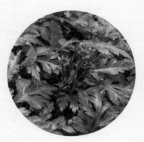

黄连

①**麻沸汤**：沸水。汪苓友曰："麻沸汤者，熟汤也，汤将熟时，其面沸泡如麻，以故云麻。"

==== 原文→译文 ==

> 心下痞，而复恶寒汗出者，附子泻心汤主之。

胃脘部痞满，而又畏寒汗出的，主治用附子泻心汤。

附子泻心汤方

大黄二两，黄连一两，黄芩一两，附子一枚（炮，去皮，破，煮取汁）。

上四味，切三味，以麻沸汤二升渍之，须臾绞去滓，内附子汁，分温再服。

> 本以下之，故心下痞，与泻心汤，痞不解，其人渴而口燥烦，小便不利者，五苓散主之。

本来因为误下，形成胃脘部痞满，用泻心汤治疗，痞满却不能消除，且见口干燥、心烦、小便不通畅，这是水饮内蓄所致，用五苓散治疗。

> 伤寒，汗出解之后，胃中不和，心下痞硬，干噫食臭①，胁下有水汽，腹中雷鸣②下利者，生姜泻心汤主之。

外感病，汗出表解之后，因胃中不和，而致胃脘部痞硬，嗳气有食臭味，胁下有水汽，肠中鸣响如雷而腹泻的，用生姜泻心汤治疗。

生姜泻心汤方

生姜四两（切），甘草三两（炙），人参三两，干姜一两，黄芩三两，半夏半升（洗），黄连一两，大枣十二枚（擘）。

上八味，以水一斗，煮取六升，去滓，再煎取三升，温服一升，日三服。附子泻心汤，本云加附子，半夏泻心汤，甘草泻心汤，同体别名耳。生姜泻心汤，本云理中人参黄芩汤去桂枝术加黄连。并泻肝法。

======原文➜译文 ================================

伤寒中风，医反下之，其人下利日数十行，谷不化①，腹中雷鸣，心下痞硬而满，干呕心烦不得安。医见心下痞，谓病不尽，复下之，其痞益甚。此非结热，但以胃中虚，客气上逆②，故使硬也，甘草泻心汤主之。

太阳伤寒或中风证，医生本应发汗解表，反而用攻下法，损伤脾胃，导致病人一日腹泻数十次，泻下不消化食物，肠鸣厉害，胃脘部痞满硬结，干呕，心中烦躁不安。医生见胃部痞硬，认为是邪热内结，病邪未尽，又行攻下，致痞胀更甚。这种情况并非邪热内结，而是中气虚弱，浊气上逆，气结心下，所以造成胃脘部痞硬，应用甘草泻心汤治疗。

甘草泻心汤方

甘草四两（炙），黄芩三两，干姜三两，半夏半升（洗），大枣十二枚（擘），黄连一两。

上六味，以水一斗，煮取六升，去滓，再煎取三升，温服一升，日三服。

臣亿等谨按，上生姜泻心汤法，本云理中人参黄芩汤，今详泻心以疗痞，痞气因发阴而生，是半夏生姜甘草泻心三方，皆本于理中也。其方必各有人参，今甘草泻心中无者，脱落之也。又按，《千金方》并《外台秘要》治伤寒食，用此方，皆有人参，知脱落无疑。

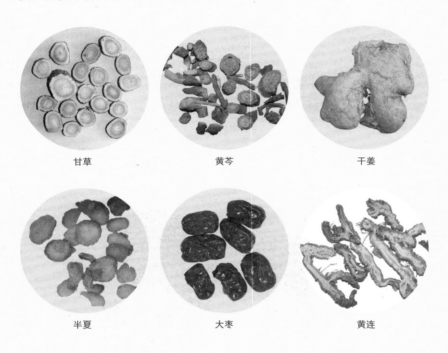

甘草　　　　　　　黄芩　　　　　　　干姜

半夏　　　　　　　大枣　　　　　　　黄连

=====注释===

①谷不化：食物不消化。

②客气上逆：不是人体正气，是胃虚而滞的病气上逆。

伤寒服汤药，下利不止，心下痞硬。服泻心汤已，复以他药下之，利不止。医以理中与之，利益甚。理中者，理中焦①，此利在下焦②，赤石脂禹余粮汤主之。复不止者，当利其小便。

伤寒表证，服汤药后，腹泻不止，胃脘部痞胀硬结。医生用泻心汤治疗，又用其他药攻下，导致腹泻不止。医生又以理中汤治疗，致腹泻更甚。究其原因，是因为理中汤是治疗中焦虚寒腹泻证之剂，而此种下利症状是因为下焦不固所致，主治应当用赤石脂禹余粮汤。若用赤石脂禹余粮汤仍然腹泻不止的，则恐怕属水湿内盛之腹泻，应当用分利小便法治疗。

赤石脂禹余粮汤方

赤石脂一斤（碎），禹余粮一斤（碎）。
上二味，以水六升，煮取两升，去滓，分温三服。

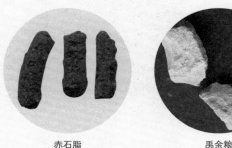

赤石脂　　　　　　　　　禹余粮

①理中焦：调理中焦脾胃。

②下焦：病在下部。

伤寒，吐下后发汗，虚烦，脉甚微，八九日心下痞硬，胁下痛，气上冲咽喉，眩冒，经脉动惕者，久而成痿^①。

太阳伤寒证，误用吐下发汗，导致心烦不安，脉象十分微弱，病情延至八九日，更出现胃脘部痞结胀硬，胁下疼痛，气上冲咽喉，眩晕昏冒，全身经脉跳动，时间久了，就会形成痿证。

①痿：证候名称，主要症状是两足软弱无力，不能行动。

伤寒，发汗，若吐，若下，解后，心下痞硬，噫气不除者，旋复代赭汤主之。

伤寒病，经过发汗，或者涌吐、攻下等法治疗，外邪已解之后，唯有心下痞硬、噫气不减的，用旋覆代赭汤主治。

旋覆代赭汤方

旋覆花三两，人参二两，生姜五两，代赭石一两，甘草三两（炙），半夏半升（洗），大枣十二枚（擘）。

上七味，以水一斗，煮取六升，去滓，再煎取三升，温服一升，日三服。

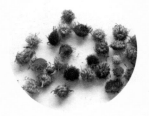

旋覆花

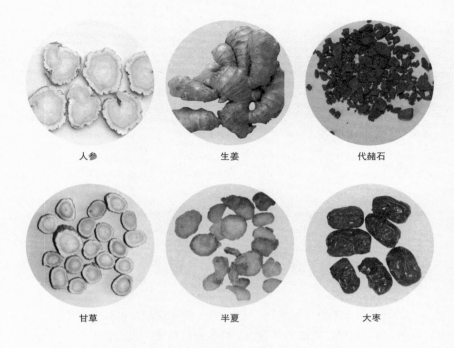

人参　　　　　　　生姜　　　　　　　代赭石

甘草　　　　　　　半夏　　　　　　　大枣

下后，不可更行桂枝汤，若汗出而喘，无大热者，可与麻黄杏仁甘草石膏汤。

表证攻下后，不能再用桂枝汤。若外邪内入，热邪壅肺，出现汗出、气喘，表热证已除的，可用麻黄杏仁甘草石膏汤治疗。

太阳病，外证未除，而数下①之，遂协热而利，利下不止，心下痞硬，表里不解者，桂枝人参汤主之。

太阳病，在外的表证还未解除，却屡用攻下，于是就出现挟表热而下利的症状；如果下利继续不断，胃脘部痞塞硬满，这是表证与里证并见，用桂枝人参汤主治。

桂枝人参汤方

桂枝四两（别切），甘草四两（炙），白术三两，人参三两，干姜三两。

上五味，以水九升，先煎四味，取五升，内桂，更煮取三升，去滓，温服一升，日二服夜一服。

=======注释==

①数下："数"读音如"朔"。数下，即屡用攻下的意思。

=======原文→译文 =======================================

伤寒，大下后，复发汗，心下痞，恶寒者，表未解也。不可攻痞①，当先解表，表解乃可攻痞。解表宜桂枝汤，攻痞宜大黄黄连泻心汤。

伤寒表证，用泻药攻下后，再发其汗，导致心下痞塞，若出现发热畏寒等症的，是表证仍未解除，不可泄热消痞，而应先解表，表证解除以后才能泄热消痞。桂枝汤适宜解表，而大黄黄连泻心汤适宜泄热消痞。

=======注释==

①攻痞：此处的"攻"字，含有治疗的意思。攻痞，即治疗痞证。

=======原文→译文 =======================================

伤寒发热，汗出不解，心中痞硬，呕吐而下利者，大柴胡汤主之。

伤寒发热，汗出而热不退，胃脘部痞块硬，呕吐又腹泻的，用大柴胡汤治疗。

> 病如桂枝证，头不痛，项不强，寸脉微浮，胸中痞硬，气上冲喉咽，不得息者，此为胸有寒①也。当吐之，宜瓜蒂散。

病的表现像桂枝证，但头不痛，项部不拘急，寸部脉微浮，胸脘痞胀硬结，气上冲咽喉，呼吸不畅而不停歇的，这是痰实之邪停滞胸中，应当采用吐法，可用瓜蒂散。

瓜蒂散方

瓜蒂一分（熬黄），赤小豆一分。

上二味，各捣筛，为散已，合治之，取一钱匕，以香豉一合，用热汤七合，煮作稀糜，去滓，取汁和散，温顿服之。不吐者，少少加，得快吐乃止。诸亡血虚家，不可与瓜蒂散。

======注释=============================

①胸有寒：这里的"寒"字作"邪"字解，即胸中有邪气阻滞的意思。凡痰涎宿食等，都属于邪的范围。

======原文➙译文 =========================

> 病胁下素有痞，连在脐旁，痛引少腹，入阴筋①者，此名脏结，死。

病人胁下有痞块多时，连及脐旁，疼痛牵引少腹，甚至痛彻阴茎，即脏结，为死候。

①入阴筋：阴茎缩入。

===== 原文 → 译文 ============================

> 伤寒，若吐若下后，七八日不解，热结在里，表里俱热，时时恶风，大渴，舌上干燥而烦，欲饮水数升者，白虎加人参汤主之。

伤寒，或用吐法或用下法后，经过七八日病未解除，蕴热于里，表里都热，时时感觉恶风，大渴，舌苔干燥而心烦不安，想喝大量的水，用白虎加人参汤治疗。

白虎加人参汤方

知母六两，石膏一斤（碎），甘草二两（炙），人参二两，粳米六合。

上五味，以水一斗，煮米熟汤成，去滓，温服一升，日三服。此方立夏后、立秋前乃可服，立秋后不可服，正月二月三月尚凛冷，亦不可与服之，与之则呕利而腹痛。诸亡血虚家，亦不可与，得之则腹痛利者，但可温之，当愈。

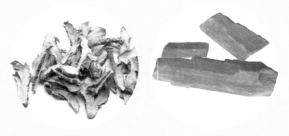

知母   石膏

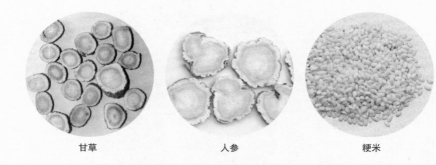

甘草　　　　　　　　人参　　　　　　　　粳米

伤寒，无大热，口燥渴，心烦，背微恶寒者，白虎加人参汤主之。

外感病，表无大热而里热炽盛，出现口干燥而渴，心中烦躁不安，背部微感畏冷的，用白虎加人参汤治疗。

伤寒，脉浮，发热无汗，其表不解，不可与白虎汤。渴欲饮水，无表证者，白虎加人参汤主之。

伤寒病，脉象浮，发热无汗，是表证未解，不可用白虎汤。如果口渴要喝水，表证已除的，可用白虎加人参汤治疗。

太阳少阳并病，心下硬，颈项强而眩者，当刺大椎、肺俞、肝俞，慎勿下之。

太阳病未解，又并发少阳病，有胃脘部痞结胀硬，颈项拘急不舒，头晕目眩等症出现的，应当针刺大椎、肺腧、肝腧诸穴，但攻下的方法千万不可用。

太阳与少阳合病，自下利者，与黄芩汤；若呕者，黄芩加半夏生姜汤主之。

太阳与少阳同时有病，自动下利的，用黄芩汤；如果兼见呕吐，用黄芩加半夏生姜汤治疗。

黄芩汤方

黄芩三两，芍药二两，甘草二两（炙），大枣十二枚（擘）。
上四味，以水一斗煮取三升，去滓，温服一升，日二服。

伤寒，胸中有热，胃中有邪气，腹中痛，欲呕吐者，黄连汤主之。

外感病，胸脘部有热，胃中有寒，腹中疼痛，想呕吐的，主治用黄连汤。

黄连汤方

黄连三两，甘草三两（炙），干姜三两，桂枝三两（去皮），人参二两，半夏半升（洗），大枣十二枚（擘）。
上七味，以水一斗，煮取六升，去滓，温服，昼三，夜二。疑非仲景方。

伤寒八九日，风湿相搏，身体疼烦，不能自转侧，不呕不渴，脉浮虚而涩者，桂枝附子汤主之。若其人大便硬，小便自利者，去桂加白术汤主之。

外感病八九日后，风邪与湿邪相互搏结，出现身体疼痛剧烈，不能自行转侧，不作呕，口不渴，脉象浮虚而涩等症状的，用桂枝附子汤治疗。若病人大便硬结、小便通畅的，则用去桂加白术汤治疗。

桂枝附子汤方

桂枝四两（去皮），附子三枚（炮，去皮，破），生姜三两（切），大枣十二枚（擘），甘草二两（炙）。

上五味，以水六升，煮取二升，去滓，分温三服。

去桂加白术汤方

附子三枚（炮，去皮，破），白术四两，生姜三两（切），甘草二两（炙），大枣十二枚（擘）。

上五味，以水六升，煮取二升，去滓，分温三服，初一服，其人身如痹，半日许复服之，三服都尽。其人如冒状，勿怪，此以附子、术并走皮内，逐水汽未得除，故使之耳；法当加桂四两，此本一方二法，以大便硬，小便自利，去桂也；以大便不硬，小便不利，当加桂，附子三枚恐多也，虚弱家及产妇，宜减服之。

> 风湿相搏，骨节烦疼，掣痛①不得屈伸，近之则痛剧，汗出短气，小便不利，恶风不欲去衣，或身微肿者，甘草附子汤主之。

风湿相互搏结，周身关节剧烈疼痛，牵引拘急不能屈伸，触按则疼痛得更厉害，汗出，气短，小便不通畅，畏风且微且寒，或者身体轻度浮肿的，主治用甘草附子汤。

甘草附子汤方

甘草二两（炙），附子二枚（炮，去皮，破），白术二两，桂枝四两（去皮）。

上四味，以水六升，煮取三升，去滓，温服一升，日三服。初服得微汗则解。能食汗止复烦者，将服五合。恐一升多者，宜服六七合为始。

---

①掣痛：疼痛有牵引拘急的感觉。

伤寒，脉浮滑，此表有热，里有寒，白虎汤主之。

外感病，脉象浮滑的，这是表有热，里也有寒，用白虎汤治疗。

白虎汤方

知母六两，石膏一斤（碎），甘草二两（炙），粳米六合。

上四味，以水一斗，煮米熟，汤成，去滓，温服一升，日三服。

臣亿等谨按前篇云热结在里，表里俱热者，白虎汤主之。又云其表不解，不可与白虎汤。此云脉浮滑，表有热，里有寒者，必表里字差矣。又阳明一证云脉浮迟，表热里寒，四逆汤主之。又少阴一证云，里寒外热，通脉四逆汤主之，以此表里自差明矣，《千金翼方》云白通汤非也。

伤寒，脉结代①，心动悸②，炙甘草汤主之。

外感病，脉象结代，心中悸动不宁的，主治用炙甘草汤。

炙甘草汤方

甘草四两（炙），生姜三两（切），人参二两，生地黄一斤，桂枝三两（去皮），阿胶二两，麦门冬半升（去芯），麻仁半升，大枣三十枚（擘）。

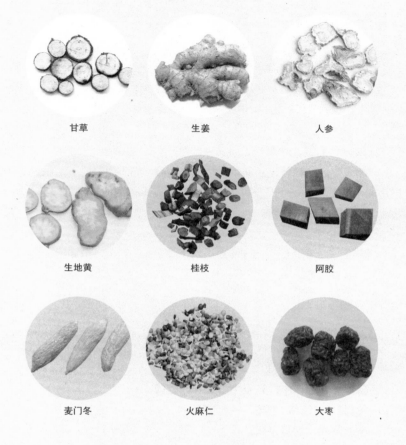

甘草　　　　　生姜　　　　　人参

生地黄　　　　桂枝　　　　　阿胶

麦门冬　　　　火麻仁　　　　大枣

上九味，以清酒七升，水八升，先煮八味，取三升，去滓，内胶烊消尽，温服一升，日三服。一名复脉汤。

======注释================================

①脉结代：结脉和代脉并称。张景岳说："脉来忽止，止而复起，总谓之结。"代者，更代之意。平脉中忽见软弱，或乍疏乍数，或断而复起，均名为代。

②心动悸：心脏跳动得很厉害。

脉按之来缓，时而一止复来者，名曰结。又脉来动而中止，更来小数，中有还者反动，名曰结，阴也。脉来动而中止，不能自还，因而复动者，名曰代，阴也。得此脉者，必难治。

脉象按之见缓，时而一止而又继续跳动的，即结脉。又有脉象跳动中一止，能够自还，脉搏停止间歇时间短，复跳的脉稍快的，名"结"，属于阴脉。脉象跳动中一止，不能自还，良久方再搏动的，名"代"，属于阴脉。有这种脉象出现的，大多不易治疗。

=======延伸阅读==================================

治疗感冒的小偏方

口含生大蒜

原料　生大蒜1瓣（去皮）。

制法　将蒜瓣含于口中，直至大蒜无味时吐掉。

用法　每日1次，连续含3瓣。

功效　辛温解表，解毒杀菌。

适用　感冒初起，症见鼻流清涕、风寒咳嗽等。

草鱼汤

原料　草鱼（或青鱼）肉150克，生姜片25克，米酒100毫升，盐适量。

制法　用半碗水煮沸后，放入鱼肉片，姜片及米酒共炖约30分钟，加盐调味。

功效　解表散寒，疏风止痛。

用法　趁热食，每日2次，食后卧床盖被取微汗。注意避风寒。

适用　感冒，症见畏寒发冷、头痛体倦、鼻塞不通等。